50 CARBS
2015 English/Español Edition

by
José Quintana
with
Michael Calderwood

50 Carbs
Los Angeles, California

50 Carbs 2015 English/Español Edition
Copyright © 2015
José Quintana and Michael Calderwood

All rights reserved. This book or any portion thereof may not be reproduced or used in any manner whatsoever without the express written permission of the publisher except for the use of brief quotations in a book review.
Printed in the United States of America
Updated April 2015
ISBN 9780986272066
50 Carbs Books
www.50Carbs.com

On the cover – a representation of one day's menu of meals and snacks that deliver delicious satisfaction – for 50 Carbs.

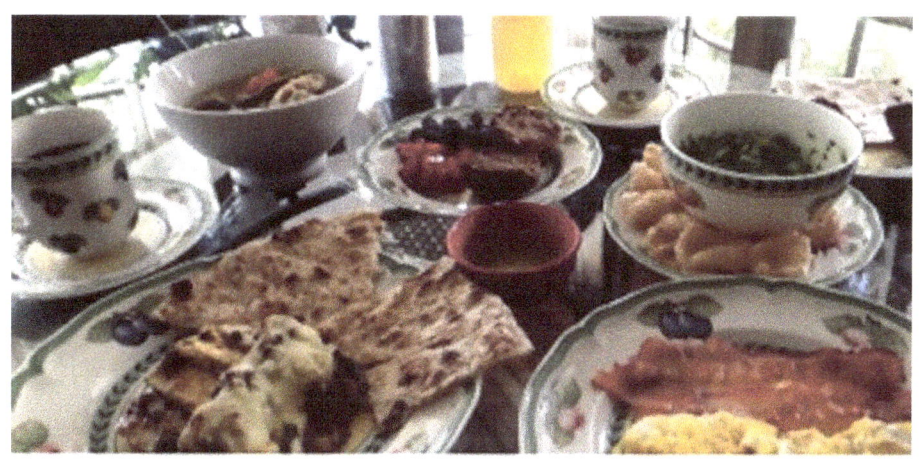

50 Carbs – it just makes sense!

Fher Olvera, *Philanthropist, Lead Singer for Maná*

"Seeing his transformation and hearing his story was inspiring, and showed me that there are ways to make positive changes in our life. I know so many people – friends, family and fans alike, who would find help, guidance and inspiration in Pepé's story. With obesity and diabetes high on the health concerns chart, the 50 Carbs plan that transformed my friend should find a place in every home, everywhere."

Dr. Michael Marsh, *Physician*

The "50 Carb" approach makes good sense, and goes after the key obstacles - hunger and boring meals – that cause many well-intentioned diet regimens to eventually fail. This sensible, managed approach to health and diet can be a great game plan for anyone who has been struggling to take charge of their own health. I am so pleased to see the change in José, and would be equally pleased to see these changes in everyone who suffers the sad effects of poor diet."

Michael Calderwood, *co-author 50 Carbs*

I first met José at a very happy time for both of us - our kids were getting married! We quickly became friends and family. We both love music and bad jokes - you might say we are experts at one or the other!

As José started his journey to what has become 50 Carbs, I saw a real strength and determination that was both impressive and inspiring. When he suggested sharing his story I knew I wanted to be part of it. It became our goal to tell this story in a way that would give help and inspiration to others who struggle with the problems that come with poor diet. In the end, 50 Carbs is the story of José's search and ultimate success in finding a low-stress, healthy and practical plan to manage his weight.

50 CARBS	1
ME	3
THE WAKEUP	16
MY BODY	18
STARTING THE JOURNEY	21
GETTING ORGANIZED	23
STRATEGY	25
CARBS...	27
TOOLS	29
THE FIRST WEEKS	34
BREAKFAST	37
SNACKS	42
LUNCH AND DINNER	51
COOKWARE	58
OUT AND ABOUT	64
QUICK NOTES...	68
PREPARE FOR TAKEOFF	71
SHORT CUTS	76
GO GET IT!	81
ONE YEAR LATER	85
NO APP?	90
MAINTENANCE MODE	96
FROM A FRIEND	101
FROM MY DOCTOR	103
JOSÉ	105
50 CARBOHIDRATOS	111
YO	113
EL DESPERTAR	127

MI CUERPO	129
EMPEZANDO EL VIAJE	133
ORGANIZÁNDOSE	136
ESTRATEGIA	138
CARBOHIDRATOS	141
HERRAMIENTAS!	143
LAS PRIMERAS SEMANAS	148
MI NUEVO DESAYUNO	151
BOTANAS	156
ALMUERZO Y CENA	166
OLLAS Y SARTENES	174
FUERA DE CASA	181
NOTAS	185
PREPÁRATE PARA DESPEGAR	188
ATAJOS	193
LANZATE!	198
UN AÑO DESPUÉS	201
SIN APLICACIÓN?	206
FUNCION DE MANTENIMIENTO	212
DE UN AMIGO	217
DE MI MEDICO	219
JOSÉ	221

50 Carbs

Diabetes. High blood pressure. High cholesterol. Low energy. Too much weight. Bigger clothes. Poor sleep. Not the happiest of words to see and hear when you're thinking of your health. And especially when a lot of them are coming from your doctor.

These were the words that described what I had let myself become. Years of bad habits, bad information, and bad food choices got me into bad shape. I only had to open my medicine cabinet to see the results of all that bad. A lineup of medications designed to slow down the march towards disaster. They helped but still…

I got tired of being tired. I got really tired of hearing those words. I got really *really* tired of looking in my medicine cabinet. Now, I could get a new medicine cabinet, or I could clean out the old one. See – I started making good choices!

Enter 50 Carbs. (Drumroll please!)

As you'll read in this book, I made a choice – get my health under control and change the things that were breaking me down. I spent a lot of time and energy researching, experimenting and ultimately designing a program that would be my guide – my personal health GPS. I knew what had caused me to get lost in previous trips through diet country, and I made sensible course corrections that got me to where I am today.

Now the words I hear from my doctor? Well, here's what he said after my last checkup.

"Jose, I hope you're sitting down… I want to read your book!... These numbers are FANTASTIC! … Blood sugar, cholesterol, blood pressure – down… I want you to come back in so we can start taking down your medicines. I don't think you need them anymore".

So, no more medicines. I am so skinny I have to stand in the same spot twice to make a shadow! Seriously, I am healthy, happy and ready for the next act in my great life story. I truly believe that anyone looking to break away from all the "bad" words will find help and success with the 50 Carbs plan. Please take it and make it your own. Let's get going!

Chapter 1
ME

In my soul, I am a musician.

My Early Days

Most of my childhood memories have been erased from my mind. I was the youngest of 9 brothers and sisters. I don't remember having the perception of us being a very united family. Pretty much everybody left home early to make their own lives. We kept little contact with each other.

From the very little that I know, my mother had my first brother at the age of 13. She was 40 when I was born.

My mother developed some kind of health condition. Her doctor advised her to live at sea level. This kept her away from me and unfortunately I didn't have the chance to see her much. The time when she decided to come and stay with us she suffered an aneurism and passed away.

My father worked for the Mexican railroad system as a Station Manager. We would spend a couple of years in a town somewhere in the country before we would have to move to another town, in another state. All of my brothers and sisters were born in different towns in Mexico.

One of my sisters helped to raise me. She did what she could but she had her own dreams to pursue. She was an accomplished classical pianist. I remember her practicing scales or classical pieces for 10 hours a day. All day long the sound of music filled our house.

One day her teacher asked me if I would like to learn to play the piano. I said yes! It was then, at the age of five when I discovered my passion for music. Since then it has been my life.

My earliest memory of performing was at the age of 6. I played a recital of classical music (appropriate for my age) at the "Sala Chopin," a very prestigious music hall in Mexico City.

A few years later my beloved father succumbed to diabetes. This disease would follow me throughout my life.

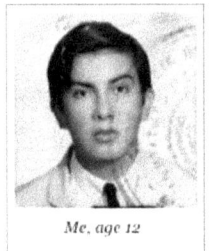
Me, age 12

So, by the time I became a teenager I had lost both my parents. I had to find a way to make a living, and a way to make my dreams come true.

Music was that dream, so music was the path I followed.

I chose the bass guitar as my instrument. After a very rough beginning I progressed, little by little, to playing with Orquestas, Rock Bands, and Top 40 bands. I was able to find gigs as a recording session player, play in a TV house band, play on tours - anything that had to do with live music. I was making my living as a musician.

The 1960's

I had a great time.

One of my best memories is from the early 60's. I was around 14 years old, and a "groupie" of a popular rock band in Mexico called "Los Rebeldes del Rock." They got booked to play an important wedding in Mexicali (a three day trip by bus from Mexico City). Me and a bunch of guys went to the bus station to wish them a good trip.

The bus was ready to depart but the band's bass player was missing. The bandleader knew that I played bass and asked me to jump on the bus and be the bass player for that particular event!

50 Carbs

Well, I had nobody at home I had to report to, so I jumped on that bus with only the clothes I had on. Before I could reach my seat the bus took off. I was on my way to Mexicali!

We arrived in Mexicali a few days early so we decided to go to Tijuana, which was considered the mecca for Mexican Rock bands. There were a few clubs that featured really great live music.

"Mikes" was one of the most popular clubs. When we went in the house bandleader recognized our band and asked us to play a set (a palomazo). We played, and the reaction was so fantastic that the owner hired us for 3 months.

Mexico City

We came back to Mexico City 4 months later. Shortly after my return I joined the house band of a "vaudeville" type of nightclub called Terraza Casino. Our job was to back up all the artists that were part of the show. The job was a little strong for a 15 year-old boy, but being surrounded all night by lots of girls in small bikinis made the job not too painful. I suffered this job for over a year!

From there I joined a band called "The Loud Jets" and for 8 years we found good gigs. Instead of being a pure rock band we were playing International Music.

Did I mention I had a great time? Perhaps not much money was available but the job had great perks. We loved those "3 month gigs" at a luxury resort somewhere in the world. We were always allowed to get good accommodations, and fabulous food was plentiful and free of charge for the band.

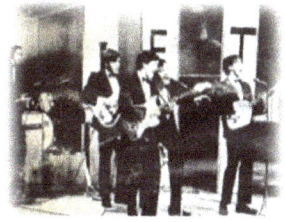
The Loud Jets. José Quintana on bass, second from left.

During the last 4 years of my life in Mexico we landed a steady job at "Restaurant Del Lago," one of the best restaurants in Mexico City. I became very friendly with the chef, and every night I had (under the table) the most incredible gourmet dinners.

5

As you can tell I became very spoiled, especially regarding food! Little by little my stomach started to grow, but it was impossible for me to say no these daily feasts.

If I had to decide between my waistline or magnificent food, I always went for the food.

Los Angeles bound

1970's - 1980's

I moved to the USA in the late 70's. After a very rough beginning that lasted a bit over a year, things turned around and my career quickly took off. Before I knew it I was managing and producing or co-producing the recordings of the main superstars of Latin America.

Besides the creative stuff, my work description involved hosting the artists while they were in Los Angeles recording. All these Superstars from Mexico, Spain, Argentina, Miami and other places came to record with me for 1 to 4 months.

Some of them had never been to L.A. before so I would meet them at the airport and take them to one of the 5 - star hotels. I had to take them out to eat their 3 daily meals in first class restaurants (a good bonding moment for me with them). And I always had to take them to Disneyland - over 20 times in 18 months!

Due to the stature of the artist we always worked in top of the line recording studios. These great facilities always try to make your life as pleasant as possible, and food was one of the items that was always present.

We'd arrive at 10 in the morning and there was a big basket filled with pastries, donuts, fruit, cheese, bagels, coffees and juices waiting for us.

By eleven we'd order a coffee run - vanilla latte, cappuccinos, espressos…

Around noon the client services people would ask what we were going to eat for lunch. After looking in a book with menus from hundred of places, we'd choose what we wanted and send one of the runners to get it. The order could be anything from a simple sandwich to a really elaborate dish (Chinese, Mexican, Italian, steaks, ribs, fries, potato salad, coleslaw, milk shakes, cake).

By 6 PM the studio people had baked chocolate chip cookies for us and sent the runner on another coffee run.

By ten PM we'd finish our session for the day, and it was time for dinner at one of LA's happening clubs or restaurants.

My clients always wanted to go to the most exciting places, and they usually ordered big. After all, it was "free." The record companies would cover their expenses for food, lodging and entertainment while they were in town recording (ah, the good old days!). The biggest of these superstars had unlimited budgets, so why not take advantage of it? I never had trouble getting reimbursed by the record companies for food and entertainment.

That was my daily routine for two years. Now picture me when I had 2 or 3 projects overlapping and I had to eat double! All that great (but oh so rich) food I was consuming was starting to create the layer of dense fat that I carried for the next 30 years.

It was also nesting my diabetes.

A&M Records

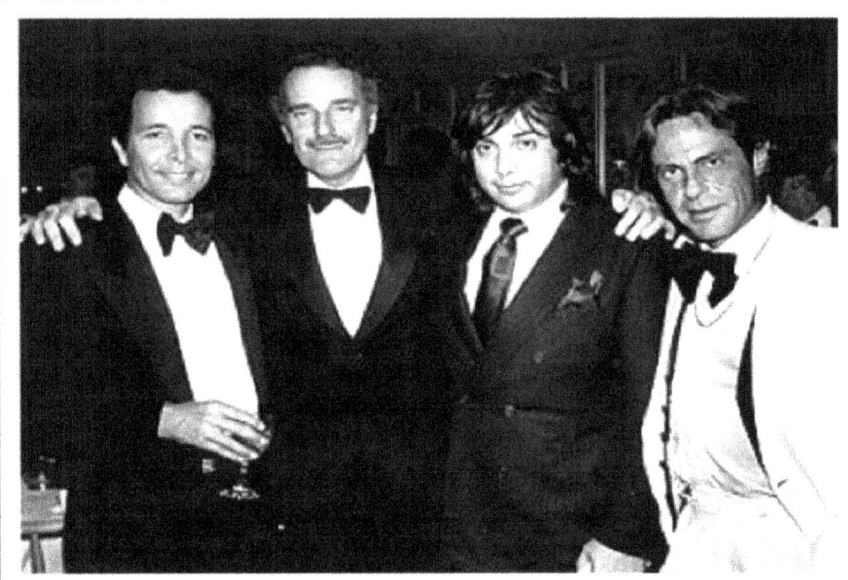

Legendary founders of A&M Records Herb Alpert and Jerry Moss with Jose Quintana and composer/musician Juan Carlos Calderon at the 1982 A&M Grammy party.
Photo courtesy of Sam Emerson

For the next 8 years I worked for one of the biggest and most successful global record companies of the 1980's – A&M Records – running their Latin Division. What a great time I had there! The Christmas parties were legendary, with over 200 employees filling their Los Angeles headquarters. With a cost of well over six figures, you can be sure the food was exceptionally good.

In addition to looking after the business side of the Latin division, I was responsible for finding artists for the roster. I had a busy schedule filled with breakfasts, lunches and dinners with artists, managers, writers, publishers, music attorneys, producers, arrangers and international affiliates. I also had to make frequent trips to the East Coast, Mexico, South America, Spain and Italy. I had a company credit card for my expenses. I took limos, traveled First Class, and stayed in the best hotels.

It's interesting to see how much of my business was conducted over a meal. I think I sponsored over 300 Los Angeles restaurants in the big 80's. You would find me doing my thing at places like Ma Maison, The Palm, Citrus, Mr. Chow, LeDome, Lawry's, Gardel's, The Ivy, La loggia, Muse, Au Petite, La Boheme, Chasen's and Benihana.

When visiting our overseas affiliates I was treated like royalty, eating in the best restaurants of Madrid, Barcelona, Buenos Aires, Rio, Mexico City, and Guadalajara.

I wouldn't know how to begin describing all the great food I consumed during this period. I can say for sure that I experienced hundreds of meals that reached "food ecstasy" status.

I dieted many times in the 80's. I had periods where I let myself go, and I ballooned to over 200 pounds. There were times I would lower my weight to 180 pounds. It was a constant battle.

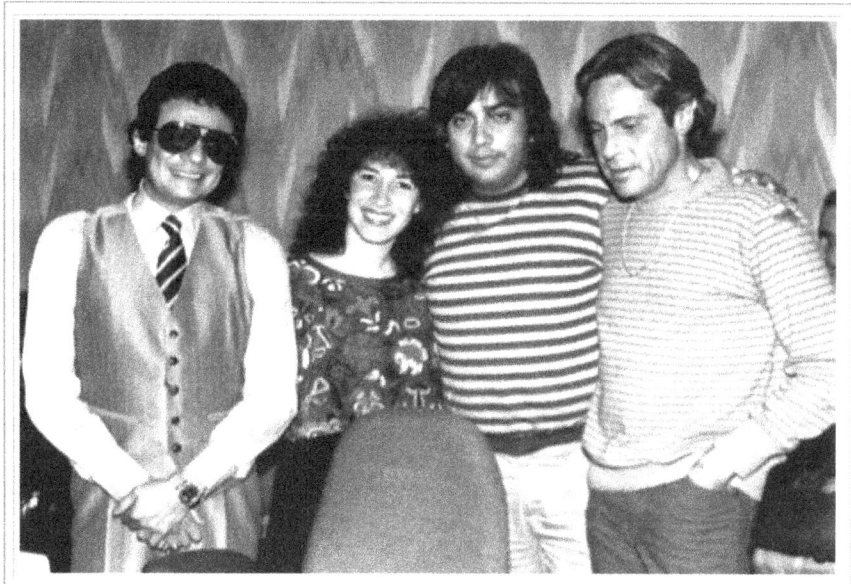

Recording session for Lani Hall's Grammy-winning Best Latin Album. With Jose Jose, Lani Hall, Jose Quintana and Juan Carlos Calderon. Jose Jose was considered the "Frank Sinatra of Latin America."

Photo courtesy of Patty McKenna

The 1990'S

The 90's. A new decade, and a new job. I moved to Warner Brothers Mexico, taking on similar duties with that label. The perks were pretty much the same, too. The job did require one major change, though. I needed to spend 5 days a week in Mexico City, with weekends back home in Los Angeles.

So here I am in Mexico City, my "food paradise". This world-famous food is so good, and if you know where to go it is really hard to resist. Besides the thousands of gourmet restaurants in the city, the street food cannot be surpassed by any other, anywhere. The canasta sweaty tacos, the taco stands, the "fondas" – little restaurants in the food markets – everything made with fresh raw ingredients and open for business 24/7. So I ate.

More Changes

Traveling to Mexico every week for 2 years was getting too crazy for me, so I decided to quit and try the independent life as a producer or production manager.

I got involved right away in a few important recordings where budgets were pretty much unlimited.

The recording of an album took an average of 3 months. I remember approving around $8000 in charges just in coffee runs. The food charges were way more. Our staff of up to 8 people ate very well, enjoying meals delivered from the best restaurants in the Hollywood area.

Coast to Coast

A couple of years later I got hired by Sony Latin, based in Miami. Although my responsibilities required me to find talent on the west coast of the USA I also had to travel to Miami a few times a month.

Authentic Mexican food was mainly targeted for the millions of

Mexican consumers that live in what's known as "Mex-America," a loose belt running from California to Texas to Mexico, with food and product stands on every other corner of the main cities.

In Florida a similar cultural flavor rules, only with Cuban food. It seems that they love bread as much as I do! There is a popular sandwich called "torta cubana" made with a toasted and buttered Cuban bread (large baguette) stuffed with ham, Swiss cheese, roast pork and mustard. They also make all kinds of great pork and steak sandwich variations with this type of bread.

This easy-to-find Cuban bread is also very popular for breakfast. It's heavily buttered and toasted in a panini machine, and enjoyed with a cup of one of the many strong Cuban coffees. That's a tasty treat and most of the time it's enough to give you the jolt you need to get you going in the morning.

There is an old Cuban restaurant in Miami called "Versailles" that has a special place in my heart for the memorable meals I had there. Dishes like Paella, Ropa Vieja, Zarsuela de mariscos, Roast Pork Cuban Style, Milanesa, Moros rice (rice and beans) and dozens of more tasty dishes on the menu. Just thinking about it makes my mouth watery.

Miami is the closest place in United States to connect to every country in North, Central and South America. There are hundreds of fantastic restaurants featuring the full range of Latin cuisine - dishes from Argentina, Peru, Chile, Colombia and Central America. So many of these dishes are just spectacular.

The Century Turns

The turn of the century brought some drastic changes to my life. New technologies brought major changes to the recording industry, and affected the fields I depended on. The growth in music piracy contributed to the decline of the music business that I knew and was a part of all my life.

All those big-budget recording sessions ended. No more company credit cards to wave at those expensive meals. A few cycles of unemployment pushed me to make a few changes; if I wanted to continue to please my spoiled palate I had to learn how the food I loved was prepared. I began to ask and learn from people who knew and understood how to cook well.

During this time of transition I was very blessed to work with Maná, one of the most popular bands in Latino America. A few of the recordings I was involved with took me away from home for a few months. Every time they recorded an album, we'd set up a studio to record the lead vocals in a very inspiring location in Puerto Vallarta.

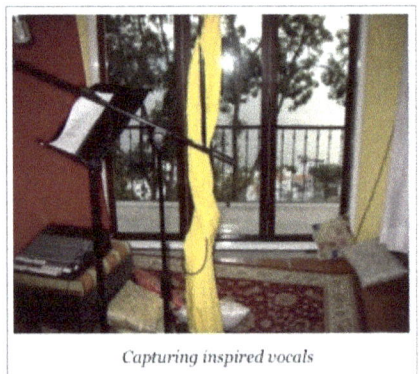
Capturing inspired vocals

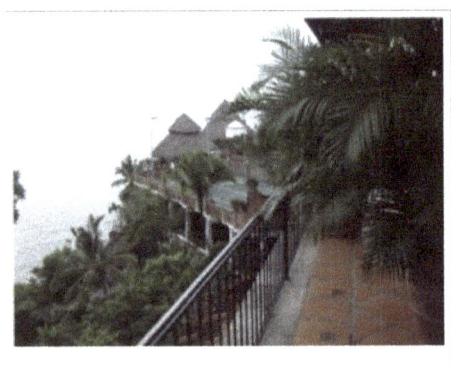
The view from the balcony

They would rent a villa up in the hills, with a dramatic view of the coastline - a must for singing inspiration. The house was professionally staffed with a very efficient team that included chefs that prepared breakfast, lunch, dinner and snacks all day for 4 people.

Lessons Learned

I remember one of these recording sessions we did in 2010. We had a chef named Julio, who was amazingly talented. He would surprise us every day with the most incredible meals, which included a picture-taking presentation. I enjoyed every meal he prepared.

Julio and I became good friends. He knew I was curious about cooking, and that I wanted to learn how to prepare a decent meal for myself at home. He shared some of his cooking knowledge with me.

Julio gave me some great advice and taught me a lot of the cooking basics. I went to the market with him a few times to get the ingredients for the day's dishes. Watching him go through the piles of fruits and vegetables taught me not to be fooled by the biggest piece on the pile, but rather pick normal-sized items. He told me that the larger items might look good, but the flavor often gets diluted.

He believed that one of the main factors in making a dish taste good is learning how much stronger the flavors are rendered by the order you throw them into the pan. For instance if you are going to start your dish by frying onions and garlic, heat some oil in your pan. Once the pan is hot, throw the onions in first and fry them for a couple of minutes. Then add the garlic and cook together. Add salt and pepper, and it's ready before the garlic gets brown. If you want to add more ingredients like carrots, tomatoes, celery or peppers this is the moment to do it. Add them to your onion and garlic mixture, fry them until it looks cooked - you can tell when this mixture is done and is ready to enhance a lot of sauces, meats, soups and vegetables.

The next piece of advice he gave me was pretty simple, but absolutely critical. Allow enough time to cook your dishes. Don't rush or undercook them. When cooking meat do not flip it over and over; flip it only one time to cook the other side. Before serving let the meat rest for a few minutes. Do the same for casseroles or desserts. Not the flipping – the resting!

Another important lesson was learning to use the right cookware for my dishes, and how to use different cooking mediums to achieve the flavor, look, texture and taste I was looking for.

After this "cooking boot camp" I came home ready to start creating my own delicious meals with much better knowledge about how to do it right. From that point until now I have improved big time the flavor of my meals.

Julio's Tips
- *Take care to pick the best, not the biggest fruits and veggies*
- *Release the flavors at the right time, in the right order*
- *Don't flip out! One and done!*
- *Let the meat rest (but not loaf!)*
- *Cooking vessels - use the right tools for the job*
- *Use different methods for different meals.*
- *Be not afraid – of new flavors.*

Julio's Amazing Feasts

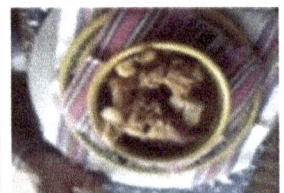 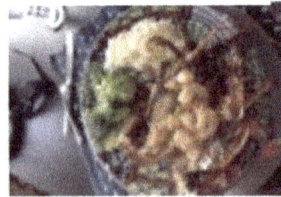 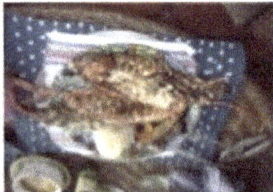

Seafood heaven with shrimp, lobster and magic!

Still Learning

I don't claim to be a chef (or even resemble one). I just learned the way to "correctly" prepare a few meals that worked for me and really pleased my palate. They were delicious, easy, fast and economical to make, using products that were in my pantry and easy to find in any market.

As you can guess, many of these meals were not carb conscious; there was plenty of stuff like pastas, rice, pastries and desserts in my repertoire.

As my professional music career was dimming I used lots of the free time I had on my hands to focus on the food topic. I cooked all kind of dishes and had to eat them all. No wonder I ballooned to 210 pounds!

When I look at pictures of me from the 6 years before writing this book I can see my progressive gain in size. Six months ago when I hit the 210-pound mark, my inner boy said "that's enough."

And so it went, until we arrive at the here and now.

Chapter 2
The Wakeup

Twelve years ago I was diagnosed with diabetes. Since then, I have been taking four different medications – twice a day – to control the disease. Twelve years, four medications, twice a day. (That is a lot of pills!)

My prescriptions would be automatically refilled every three months. A month before I started my diet, my pills were denied. The number of refills had been reached, and my doctor wanted to see me before he would renew them. It had been over a year since my last visit, and I needed to make the appointment soon.

This event triggered some kind of fear in me. I knew immediately that the first thing the doctor would order was a complete physical that included the A1C blood test. This test would paint a picture of my food intake behavior for the last 3 months. Heart function, cholesterol levels and blood pressure numbers would tell the story.

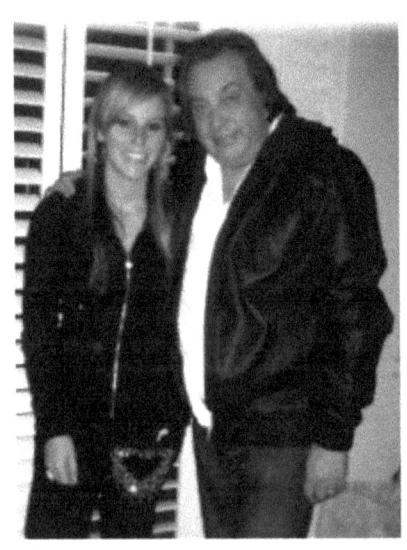
Jose and his daughter Heather, 2009

My lifestyle over the last couple of years before the doctor's visit made me feel that I was in trouble for sure. I was not very responsible about taking care of my body, and I was about to face the truth that I'd been evading for many years.

By then I was heavier than ever. I had plumped up to 210 lbs. I had not walked for years. My blood pressure and glucose readings were high, so naturally I anticipated very negative results.

A week later the results came back. I had no doubt that I was going to hear bad news, and I was very afraid to hear it. After waiting for a while I finally found some courage and I called my doctor to find out the results. It was a nerve- wracking moment.

I was overjoyed to hear that the results were not as bad as I anticipated. They were not good either, but from my perspective I strongly felt that I was at an important place.

If I was going to get serious about taking care of my abandoned body, I would have to re-route my life to a more positive, healthier lifestyle, and live my life from now until the end without carrying the many terrible medical problems that develop with diabetes. Perhaps this action could extend my life for a few more years.

It's a fact- the only way for anybody to lose weight is by starving your body. You have to drastically reduce your food intake to levels that the body needs to use your own fat to function. The same principle applies to all the diets.

What makes all diets eventually crash? Hunger - the sensation of food depravation - is perhaps the biggest enemy, followed by small portions of funny-tasting, unattractive food that we have to consume to lose the weight. Then comes the torture of keeping the weight off under this unpleasant life style. Not an easy task. Kind of a depressing way to live but this is the kind of sacrifice you need to make in order to enjoy a better life.

It doesn't have to be this way. I developed this plan with an eye on making it successful on all fronts. And again, I have to say how smooth and stress-free this ride has been for me. I truly believe it can be just as beautiful for you.

Chapter 3
My Body

MY BODY

This machine, created by the celestial powers, is my most important piece of equipment. I cannot exist without it.

This precious machine requires permanent maintenance to run properly. Keeping my body trim helps it to work with less stress and to last longer. The feeling of your body working well -what better gift can you give to yourself?

Think about a car. If I keep a close eye on the maintenance, service it and refresh the fluids every time it's due, it is going to run great and will likely last for a long time.

Monitoring all the critical levels - gas, oil, coolants, brake fluids, tire pressure – lets me and my technician know if something needs attention before it becomes a problem.

The body needs the same level of attention.

In my case I spent too many years totally ignoring the signals my body was sending me. I carried a chronic pear shape- a big stomach, a double chin. The excessive weight caused me to snore very loudly, which contributed to poor sleep for me (and anyone nearby!). These signals were indications that my body needed help. Instead of listening to these signals, I let things go, and allowed some vital parts to break down. Being diagnosed with Diabetes ten years ago underlined this reality. The potential consequences of this disease could not be ignored.

I tried many times to get rid of some of my excessive weight, but it became an impossible task.

50 Carbs

And then, one day (not too long ago) I confronted myself. There I was, moving through my sixties, worrying about my health and how my remaining years would be impacted by the terrible consequences of my diabetes. I had to do something to change the story. I had to own my health.

And so I did.

The first thing I needed to do to manage my diabetes was to lose weight. Thinking back on what worked, and what didn't work with previous diet attempts, I knew I needed a detailed food plan and a reliable method to track and manage it. I spent days carefully experimenting with different foods until I created a plan that would be up to the task.

Destiny- meet determination and strategy.

Going into my plan I knew – or thought I knew - that losing 40 pounds was absolutely impossible for me. I was going to be happy if I could drop around 20 pounds in six months.

This time all the stars aligned for me as I implemented my plan. Everything came together rather quickly and worked so well that I lost over 50 pounds in four months! A remarkable achievement for someone in my age group by anybody's standard.

By following my plan, it seemed like I suddenly found the key to the gate - the gate that was holding my extra weight. I was able to unlock that gate and bring my weight down.

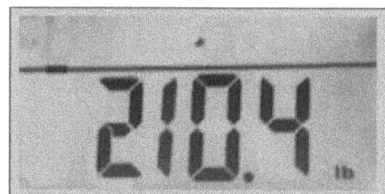 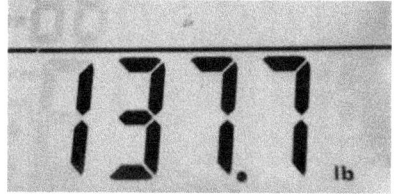

I went from 210.4 pounds down to 137.7 pounds – over 70 pounds. Over a quarter of my size in about 120 days.

The real blessing - one that I was not really expecting - was how comfortable the ride has been. Rather than "flying coach," I felt like I was flying First Class. The trip was the same – same time, same distance, same plane; the journey, however was smooth and practically stress free. A much better way to get me where I wanted – needed – to be.

The physical change that I made in such a short amount of time was so radical that many of my friends don't recognize me. Now, when they realize it's me, the flattering comments about my new look are non-stop. Everybody has the same comment : "It's inspiring!" And everybody wants to know how I did it.

I remember the comments of one of my best friends, who I had not seen in over 4 months. He said "Looking at you now, I see answers to important questions I had about how to help some of my overweight loved ones, friends and relatives. I believed they were doomed, and now I know there is hope because "if Pepe (me) did it at his age and life style, anybody can do it."

I can't help but smile when I see my new self in the mirror. It's so great for my psyche not to see the unflattering layers of fat that covered my body for most of my adult life. I am thrilled to have finally discovered the body that God meant for me. What a sublime experience.

Today a feeling of joy has invaded my life. I had never before experienced my body feeling this good. My whole system works without stress. It feels like my body is in "party" mode. I am happy, I am grateful, and I am celebrating this incredible feeling of success. It's the special kind of feeling you can only get from your own efforts. It is simply the best -- better than a Rolex, a car or a trip to Europe. It's hard to describe this sensation in words, but it is very profound.

I am still stunned over how easy my short journey was and the overwhelming results I got.

Chapter 4
Starting the Journey

THE NEW ROAD

My next step was to find a diet that would help me confront my number one enemy – HUNGER! I knew it would show up for the ride, trying to make my journey miserable. If I committed to improving my numbers, I would have to meet it face to face, and beat it every time.

From my past experience with weight loss I was familiar with how the most popular diets work, and what they offer. In my mind I classified them in two categories – Low Calorie Diets, and Low Carb Diets. Both regimens had worked fine for me; I think they work for anybody when the rules are strictly followed.

I usually started losing weight slowly. But for someone like me who loves food with a passion, the existence would soon become miserable. I would slip away, and then stop dieting all together. Hello again, weight gain!

I had to ask myself some tough questions. Which diet? Which one would be the least severe? Which one could I endure?

I found the low-calorie diet to be somewhat healthier than the low carb diet, but it was harder for me to stay with for longer than a couple of weeks. The food intake was very restricted, and all the ingredients that provide the delicious taste of fat to food disappears. Hello raw vegetables, goodbye yummy food!

The low carb diet can be pretty hard-core. After a few weeks of eating lots of meat, I started feeling both nauseous and clogged. Using meat as the largest component of my meals filled my plate, but also added some bad stuff to my system that could have been damaging if consumed in excess.

After researching and weighing the pros and cons of both approaches, I decided to go with the low carb diet. Even though it was over ten years ago, my experience with the Atkins Diet™, was still fresh in my mind. I knew what to expect. I remember I stayed on it for a while, and I slimmed down to around 180 pounds. I felt I conquered a big goal in my life. Then, little by little, I started leaving the diet. Before I knew it I was back where I started. And then some…

I gave up dieting, convincing myself that this was my destiny. I accepted that I would remain overweight forever. I believed there was nothing I could do about it. People in my age group couldn't take on this challenge. So I did nothing, not even the basic physical activity you need to keep moving. I just indulged myself, eating all kinds of foods without any restrictions. I loved food too much and my will power was very weak.

I did contemplate the possibility of removing the extra weight with surgeries such as tummy tuck, lap band or liposuction. They were not only very expensive and painful but didn't really address my main concern – managing the diabetes. I dropped this idea and decided to go the old fashioned way. After researching and weighing the pros and cons of both approaches, I decided to go with the low carb diet.

But…

I changed my mindset from weight loss to managing my diabetes. That became the priority. I figured if I lowered my glucose perhaps I'd drop a few pounds. That would be "the cherry on top." This simple but game-changing decision was <u>everything</u>. Relieving myself of the stress of trying to hit a weight-loss number and instead focusing of getting healthier changed my psychological outlook from fear to optimism. I would still need to meet and beat "hunger" and change my food-consuming ways. I felt that I was ready to face the music.

Chapter 5
Getting Organized

GETTING ORGANIZED

I realized that if I wanted to make this effort a success I would need to be well organized and disciplined. I needed to keep close track of my glucose numbers. During my Atkins days I would try to keep records, writing the numbers down on pieces of paper (when I remembered). After a while the information was scattered all over the place – different pieces of paper with bits of information, undated, unorganized and unusable. This time, I would keep a detailed, accurate daily record of my glucose numbers. I needed a tool that would help me do this.

I went on an internet search for an application that would give me what I needed. It had to be powerful enough to turn the data I entered into useful and easy to understand information. It needed to be self-contained and portable. I didn't want a repeat of my previous efforts. I wanted the app at my fingertips – to be where I was when I was eating. Since my smartphone is always close by, it made good sense to find an app that would run on a mobile platform.

I found there were many available that would allow me to enter my daily food intake and the associated carb values. These tools would keep me informed about my carb and calorie consumption at every meal. They also allowed me to enter the daily "out of bed" test results for the glucose levels that I that wanted to bring down from 150 mg to under 100 mg.

I spent a couple of days getting familiar with the app that I chose. The application was very intuitive – I learned how to enter and how to interpret the data in a few hours. The application was packed with information – there were over 200,000 food items in the databank so it got a little tricky to accurately enter the food items and portions that I was consuming at every meal. It is the most important thing to get right – accurate input will give accurate results. The app also had additional features that would let me track other important health components at the same time. I'll talk about them a bit later in the book.

I was ready to begin. I had a clear goal. I had an organized game plan. I had a tool that would let me accurately track my glucose numbers. I had a good diet strategy. I was ready to win.

Chapter 6
Strategy

THE PLAN

Once I understood how to negotiate my daily carb allowance, I began to focus on maximizing the appeal of each ingredient that went into each meal. My goal was to combat hunger by constantly supplying my body with "smart" food that can be easily found in any market.

I was able to prepare recipes using food that I loved, measuring the exact quantities so they did not exceed the carb budget. I used my special "Mexican Home Cooking" techniques, and most of my meals were quite enjoyable.

There are many low-carb products available in the market. If you can think of it, you can probably find just about anything. Some are really good, but boy can they get expensive. I didn't want to have a bigger grocery bill every week, and I wanted to include more fresh, natural foods in my plan. There were a few items I did use, but I really focused on creative exchanges.

I had to replace a couple of items from my old list of favorites like bread, tortillas, and sweets, and a few others. Thankfully there are good, easy to find substitute products that I could use to put back the rich flavors in my meals while still drastically reducing my carb intake!

Here's an example:

A typical Mexican carne asada taco using 2 corn tortillas has 55 grams of carbs (2 corn tortillas = 50 carbs, the rest of the ingredients combined are 5 grams)

I substituted low-carb tortillas, which have a carb value of 3 grams.

Strategy

This simple substitution saved me an amazing 47 grams of carbs! If I used one spoon of salsa instead of two, I saved an additional 1 gram. So one of my favorite meals went from 55 grams to 8 grams!

Now, the final results did not taste exactly the same as the original, but for me it was more than close enough to enjoy and keep me on plan.

There are many more examples like this. At first I thought that since I was in "diet mode" some of my meals would be less flavorful. By being creative in using herbs and spices, I was able to turn the flavor back on.

I had to be careful picking my food choices for the day. I had to give up or use only very small portions of some of my favorite side dishes like beans and rice. A couple of tablespoons of each cost me 8 grams of carbs or more; imagine the cost of a bowl!

This strategy was my main weapon in my fight against creeping hunger and deserves a lot of credit for the success of my weight loss journey. Unlike past diet attempts, this time my body never experienced the hunger pangs that used to make me crazy. Instead, my stomach felt satisfied most of the time.

The occasional waves of hunger I would feel during the program were what I would call the "tolerable kind." I never reached the point of "extreme hunger," and when I wanted to relieve these symptoms I would grab one of the many kinds of snacks I had prepared (and kept handy) to help ease the hunger and keep me on target. It is amazing how many healthy, delicious snack choices there are – literally hundreds.

I brought my passion for "Mexican Home Cooking" to my dishes. I had to make some changes to some ingredients to keep to my carb budget, but I was able to prepare delicious and satisfying food that helped me feel like I wasn't on a diet, but rather a tasty and satisfying journey to a slimmer, healthier me.

Chapter 7
Carbs...

What is a carbohydrate? Carbohydrates (carbs) are one of the three components in food that our body converts into energy and uses it to run.

The other two components are fats and amino acids. Carbohydrates turn to sugar, fat and amino acids that help in the creation of new cells.

Carbs According to Me!

• If you want to maintain your present weight, you have to limit your daily carbs consumption to 80 grams.

• If you want to start losing weight at a moderate pace, you have to limit your daily carb consumption to 50 grams; fewer if you want to lose weight quicker.

• If you want to lose weight very fast you have to go to 30 grams a day.

After experimenting with different targets I found 50 grams of carbs a day to be perfect for me.

I was happy to find so many good foods that I could cook myself. I could always have a decent meal, and I could keep track of the results with the help of my Smartphone and my Diabetes App.

I felt for the first time I had some control. There was no more guessing. I had solid, real information that told me where I stood at any time during the day. I knew this was powerful stuff that would take the fight out of my enemy - hunger!

The few times I did not follow the rules, the app on my phone would let me know. If I exceeded my carb budget, I was able to take steps to get back on plan. The corrections were easy, and over the course of a day or so I was back on target. No drama!

Calories

What is a calorie? A calorie is a measurement used for the amount of energy you consume through food.

The way I understand it is as if every day I'd inflate a tire and calories are like the gauge on the hose that tells me the amount of air I'm putting in that tire.

Remember, for my plan I focused on managing my carb intake. Of course, calories play a big role in weight management, and ignoring them is not a great idea. I factor the calories in to my overall approach to eating well, and I try to keep my daily caloric intake under 1500 per day. 1000 calories would be ideal.

I find the perfect balance of carbs and calories is like opening both faucets at the same time - getting benefits from both. I find that it is a bit easier to manage my weight more closely.

But again, my main focus, and the focus of this plan, is on carbs.

Chapter 8
Tools

TOOLS COUNT!

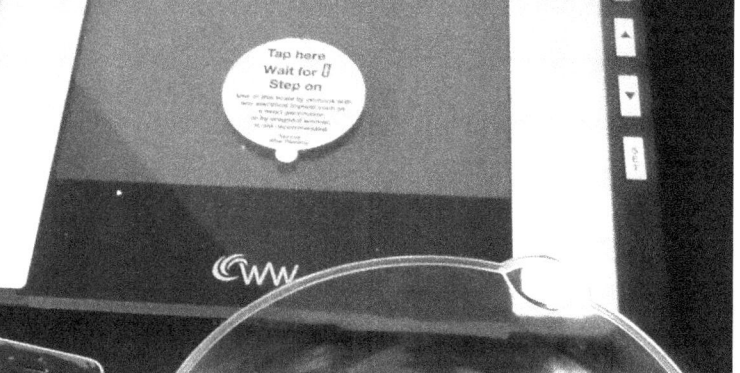

I can't stress enough how important it is to accurately track the food you eat. The Carb values for every meal, (including snacks), must be tracked and entered into the application for this plan to succeed.

Tools

To make my arsenal even stronger, I acquired a couple of must-have tools. These were the most important weapons I have. Without them, the plan is nearly impossible to manage.

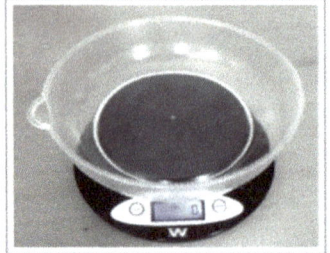

The first tool is a **kitchen scale** to precisely measure the portions I was consuming in my dishes.

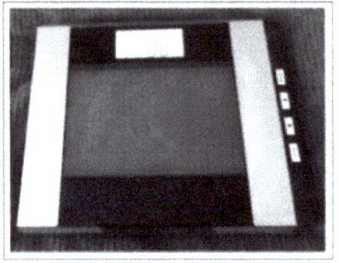

The second tool - what I call "the ultimate judge" - is a **bathroom scale**. I weigh myself every morning and get a realistic picture of my progress.

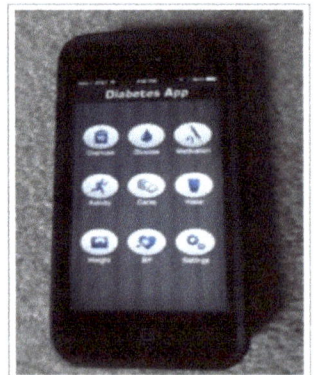

The App
Finding a way to keep precise track of all the key factors of the plan led me to an application that I could run on my Smartphone. In addition to tracking carbs, the app had the ability to track and display other key health areas, clearly and easily.

For my strategy, I figured out what key features in the app would be most useful for me, and which ones might become useful as I progressed towards my goal.

On the home screen of the app you see 9 buttons. You simply tap the one you want to activate.

50 Carbs

*The parts I used are **in boldface**.*

Overview: here you can see all the results according to the information you enter on one screen.

Settings: here is where you set the application to respond to the settings you enter for all the functions. For example I entered the limit of 50 carbs for my plan here.

Carbs: this one is the main key to the program. When activated, you have access to a vast database of food and their carb values. With more than 200,000 items, it sometimes got confusing to accurately enter the portions I was eating. It took me a few days to learn it.

Glucose: this one is very helpful for people with diabetes who want to keep track of their glucose levels. I perform the "out of bed pinch test" every morning. Tracking this in the app gives me peace of mind that my diabetes is under control.

Weight: I found this one to be the ultimate judge. The key is to weigh my body daily, and under the same conditions. I enter my weight in the morning, after the bathroom and before breakfast.

Blood Pressure: If you want to keep track of your blood pressure, enter here the info after you check it.

Medication: If you want to keep track of the medications you take here is the place to do it. I didn't find it useful in my case so I kept it blank.

Water: didn't see also any practical use of entering how many glasses I drink a day.

Activity: If you exercise here is where you enter your workout routine. Although I walk a couple of miles a day I found that light exercise alone to be irrelevant for losing weight. If you go deep and overdo it, your appetite could actually increase greatly.

Here's a quick example of how to use the Carb Feature...

When I open the carb section in my smartphone, a blue bar appears at the top. This line represents the 50 carb number I set.

As I cruise through the day, eating and entering my food choices, the blue bar starts changing to a green. Once I reach my pre-set carb limit, the green bar turns into a solid green bar. If I keep eating, the green bar starts turning red, indicating the extra carbs I'm eating.

I think is very important to deeply study all the functions of this section of the app. You need to become comfortable with easily and accurately entering the food you consume. The veracity of your results depends on the accuracy of these entries.

My App Choice

As an iPhone user, I went to the App Store and searched for applications that were targeted towards diabetes management. There are several very good apps - some free, some with a reasonable price tag.

I selected "The Diabetes App," which comes in two versions. From my experience, they both work well, with the "free" download giving me all the features I used for the 50 Carbs plan. Again, the main tracking features I look for are:

Glucose
Carbs
Weight

I also took a look at the Android store and found there were several apps that would do the job, though I did not personally use them.

If you like to share your updates, or see updates from other people who are managing their health, there are several popular applications that leverage social media/user group types of functionality.

You don't have to be diabetic to use these apps! The key is to track and react consistently, every meal, every day!

Chapter 9
The First Weeks

THE FIRST WEEK

The first week began with me investigating the carbs in the food that I regularly consumed. Using my app, I entered the information, including portion sizes as best I could.

SURVEY SAYS…

After analyzing the first couple of week's data, I was shocked to realize that I was consuming an average of 400 grams of carbs a day! How could that possibly be?

Let's take a look at what I was consuming in a typical day.

Breakfast: approx.130 carbs
- 3 scrambled eggs
- 3 slices of bacon
- salsa (4 spoons)
- 2 slices of sourdough bread
- butter/jelly
- sweet roll
- glass of orange juice
- 2 cups of coffee

Mid-day snack: approx. 75 carbs
- piece of pound cake
- butter and jelly
- cup of coffee

Lunch: approx. 150 carbs
- Hamburgers or sandwiches
- french fries

Afternoon snack: approx. 75 carbs
- chocolate chip cookie, or bowl of ice cream, or fruit

Dinner: - approx. 150 carbs
- salad
- pasta
- meatballs
  or
- pizza
- dinner roll

Before bed snack: approx. 50 carbs
- a bag of chips or a cookie

Well, that certainly wouldn't work! How can I trim all those carbs from my regular meals?

I noticed something very interesting. The spices and the techniques I used to cook my food had only a moderate impact in my carb daily allowance. I was able to bring out all of the flavors, turning every meal into a delicious treat!

One of my first goals was to try to find the perfect carb allowance number to put in the carb table. The number needed to reflect the level of hunger I could stand without feeling uncomfortably hungry.

I started by setting my daily carb allowance to 80.

I used a small kitchen scale as I prepared my meals. I entered the exact weight portions of the food, and the app calculated the carbs.

I found that at 80 carbs, my hunger levels were practically non-existent, and that my sugar glucose came down a little bit. A good start!

I then lowered my target to 70 carbs, and again – hunger was under control.

So… I dropped the number again, this time to 60 carbs. I was still feeling good, and still seeing good results.

Finally I reached the number of 50 carbs a day. I concluded that was the perfect number for me. The food intake would leave me a little bit hungry, but easily manageable, and nothing compared to the level of hunger you get by the third or four week of a diet.

This was something I could endure without major trauma.

My master plan was coming together. I was motivated; I had a few tools and good information.

I learned that if you want to keep your present weight you have to consume around 70 or 80 carbs a day. If you want to lose weight at a moderate pace you have to consume around 50 carbs a day, and if you want to go into the "crash" mode you have to stay around 30 carbs a day.

Chapter 10
Breakfast

MY NEW BREAKFAST

Here is where the carb negotiating started.

I began by identifying the key culprits that were running up the numbers. I went after the usual suspects - the 2 slices of sourdough bread, the jelly, the sweet roll and the orange juice. These bad boys accounted for about 99% of the total carb count of my breakfast.

I knew I could eat the 3 eggs, the bacon and the coffee "for free." The salsa would add 1 carb per spoon. It added enough enjoyment to the meal so I accepted the number and kept it in the lineup. I traded out the bread and jelly for low carb versions.

Here's what I changed.

Replaced the 2 slices of sourdough (60 carbs) with 1 slice of multi-grain bread (13 carbs)

I spread butter and sugar-free jelly on top, and sprinkle a few little pieces of nuts like pecans, pine nuts or walnuts on it. Mmm... so delicious!

- Eliminated the sweet roll

- Eliminated the orange juice from my diet – I don't need it.

If I'm thirsty I drink a cold flavored tea (like Snapple Peach) or make myself a berry smoothie with no more than 6 carbs.

If I crave some kind of bread or wrapper to complement my eggs, bacon and salsa, I use one half of low carb tortilla (3 gr.). Sometimes one quarter will do. Sometimes I use only a quarter, or my new favorite bread - "lavash." It tastes good and there are some very low-carb versions.

This brings my breakfast to a total of 15 gr. to 20 gr. instead of 130 gr. and the end result is incredibly satisfying.

So this was the look of my new breakfast plate for a few weeks:

3 scrambled eggs with 3 slices of bacon, one slice of perfectly toasted multigrain bread with butter, sugar-free blueberry jelly and sprinkles of some kind of nuts. **I eat slowly and enjoy the taste of every bite.** This kind of meal lets me start the day with a full tank.

There are thousands of low carb breakfast options and many use a lower amount of carbs, but this kind of breakfast worked for me.

I've always really loved bread. As far as I know, multigrain bread is the best way I can get my regular daily slice of bread fix (and not overdo the carbs), without going to a true low-carb bread.

If I wanted to replace the multigrain bread with a low carb bread, my breakfast would be 4 carbs instead 15. One consideration is cost. A low-carb loaf is 3 times more expensive than a regular loaf of bread.

Here's a quick look at the changes I made to lower my morning carb intake while still enjoying a satisfying breakfast. Quite a difference in carbs, but still loaded with flavor. Check this out!

OLD BREAKFAST	NEW BREAKFAST
3 scrambled eggs	3 scrambled eggs
3 slices of bacon	3 slices of bacon
salsa (4 spoons)	salsa (1 spoon)
2 slices of sourdough bread	1/2 low carb tortilla
butter	butter
jelly	sugar-free blueberry jelly
Sweet roll	1 slice of toasted multi-grain bread
Orange juice	flavored tea
Coffee	Coffee
128 Carbs (approx.)	**15 – 20 Carbs (approx.)**

Pepe's Scrambled Eggs

On my quest to extract the maximum flavor of food for making a meal an enjoyable experience I've taken on the ageless classic breakfast – scrambled eggs with bacon and toast.

Here is my version of this satisfying and quick meal with only 2 carbs per serving. Add two more if you add salsa.

I find it to be important when you eat your meal that all the ingredients are done simultaneously. Sometimes while you wait for one of the ingredients to be done the others get cold and the experience gets a little bit diluted.

Breakfast

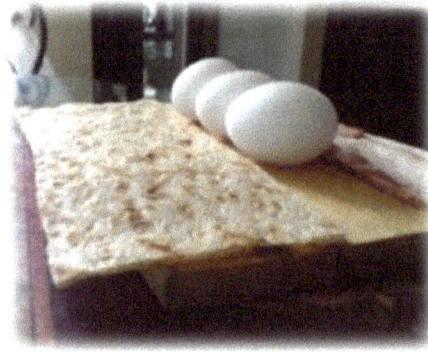

Ingredients

3 large eggs
2 slices of bacon
1 lavash portion
1 tbsp. vegetable oil
Salt and Pepper

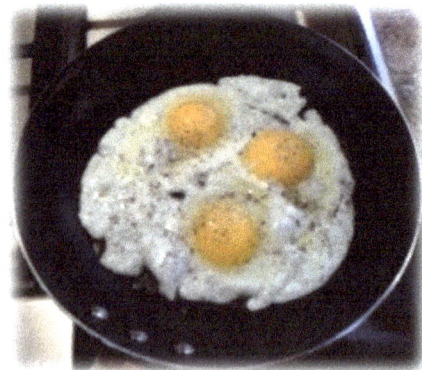

Heat the oil in a 12-inch non-stick pan. Once it is hot, crack the 3 eggs in the pan, just like you were going to make fried eggs. Add salt and pepper to taste. Let the white part get cooked, using your spatula to open the whites so they cook through without disturbing the yolks.

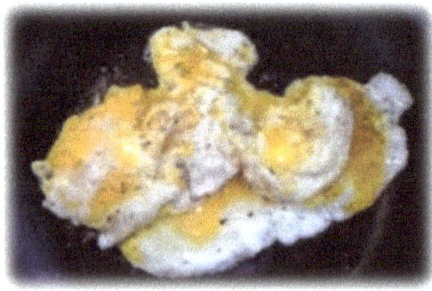

Once the whites look cooked, break the yolks and fold the eggs with your spatula a few times. Keep cooking until the yolks looks a little bit under cooked; not runny, not over cooked.

While the eggs are cooking, cook the bacon. Put the lavash in your toaster. If you like it crackling toasted (my favorite) let it run for one cycle or if you want it only warm pop it out of the toaster sooner.

50 Carbs

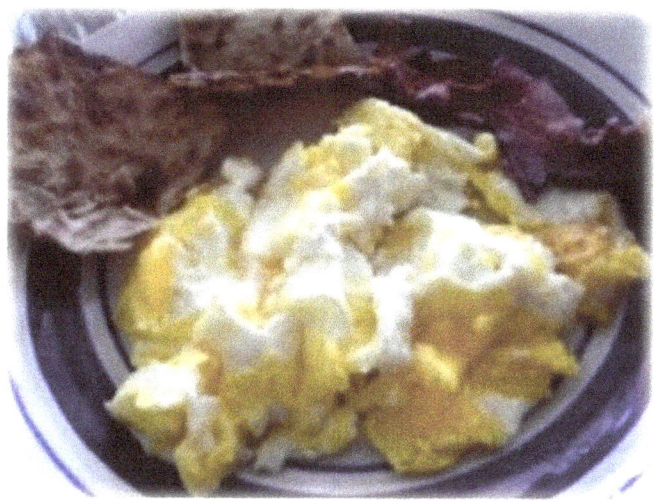

This is to me the way to get the maximum flavor out of an egg, I find the white part to be flavorless but important for bonding. All the flavor is the yolk. I don't really like them runny, I think cooking the white part of the egg fully and then breaking the yolk and scrambling them enhances the flavor of scrambled eggs greatly.

Chapter 11
Snacks

MID MORNING AND MID AFTERNOON SNACK

"My name is José, and I love to snack."
There, I said it!

A few hours after breakfast and lunch, my body knocks and says "GIMME A SNACK!!!"

I used to calm my appetite with different treats - a piece of pound cake, a cookie, a bowl of ice cream or a large piece of fruit (oranges. pineapple, apples...). Sometimes I'd even make myself a sandwich. The snack was never the same, but one thing I know - I was consuming around 50 carbs in these "between" meals.

Sadly, most of the fruits that I love (mangoes, figs, pineapple, apples, grapes, bananas) are very high in carbs. A serving portion of 100 grams contains over 20 carbs.

Carb-friendly fruits include blackberries, melons, watermelons, peaches, strawberries and plums. A 100-gram serving contains under 10 gr.

I found a few options that would help me bring my "betweens" down from 50 carbs to 10 or less. If I was thinking about something sweet I'd enjoy a bowl of low carb ice cream, or grab a bowl and mix a few berries with some whipped cream from an aerosol can. If I was really motivated I'd build a delicious wrap by lightly frying half of a low carb tortilla in butter, then adding fresh blackberries or blueberry jelly and a few nuts sprinkled on top.

If I were feeling like something salty, I'd help myself to a serving of humus and a few stalks of celery. Other choices might be a piece of cheese, a small piece of chicken or a hard boil egg. I try not to go over 8 carbs.

JOSÉ'S GUACAMOLE

This is my most celebrated recipe. I don't know what it is that makes people react wildly. After the first bite they make a funny face, then break into a dance and a let out a loud "Mmmmm...." People really love it.

My guacamole is a great choice for snacking (believe it or not you can use pork rinds as chips if you want stay in the low carb mode). It's also a great side dish that can complement any kind of meat. Guacamole is a fresh, rich, healthy way to treat your body to a high quality fuel. A 4-ounce portion has about 4 carbs.

People keep asking me for the recipe. It is very simple to make – and this is the first time I'm going to reveal my masterpiece!

INGREDIENTS (3 portions)
1 large Haas avocado
1/4 of a yellow or white onion
1 large clove of garlic
one bunch of cilantro (if you can use only the leaves it will be better)
the juice of 1 large lime
1/4-cup virgin olive oil
2 serrano peppers to start
1/2 teaspoon of salt

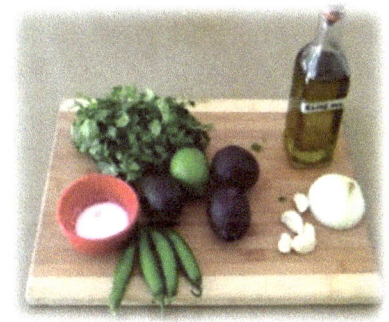

Theses portions are a good starting point. If you need more just increase the ingredients accordingly.

Put the avocado aside and chop all the other ingredients in your food processor until the texture gets to look like "pesto."

Snacks

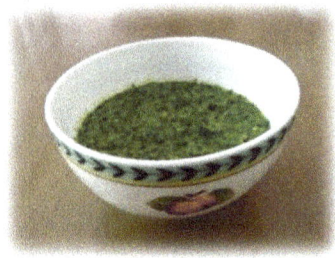

At this point you are going to taste it and determine if something is missing. If it's too dry you can add more olive oil. If it's not hot enough you can throw in another Serrano. Adding more lime can bring down the heat of the peppers or mellow out too much garlic.

If it needs more salt add more salt. You can keep mixing again and again in your food processor until the flavor is right.

You can make this guacamole "pesto" one day in advance. Just store it properly in your refrigerator.

When it's time to serve it, I cut the avocado into little pieces and fold them gently into the guacamole pesto. ENJOY!

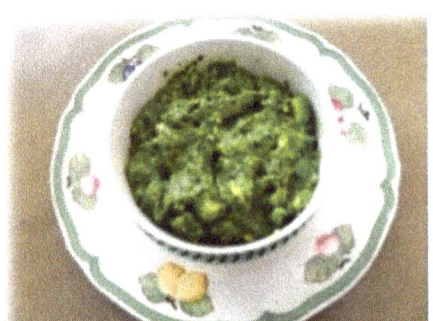 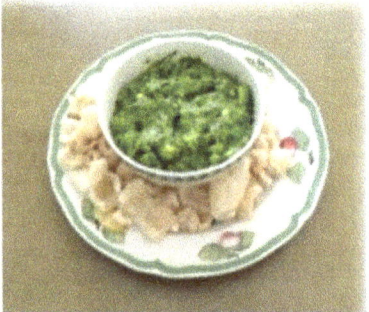

José's Guacamole. Add some pork rinds for a little crunch!

FLAXSEED BREADS

Bread... my favorite food choice when I'm hungry. There is something about it that, without it, my meals feel incomplete. I always feel the need to have a piece of bread or a tortilla to accompany my meals. Too bad they are fully loaded with carbs.

50 Carbs

I recently discovered Flaxseed Meal flour and its amazing properties. If you read the label info on the side of the package you'll see what I'm talking about. I use it to make my own delicious low carb bread. The carb value is practically zero, and the high fiber content per serving helps you to stay regular.

This recipe allows me to satisfy my bread love affair without breaking the carb meter.

Using the same ingredients I bake 3 different types of bread. The only thing that changes is the cooking tray.

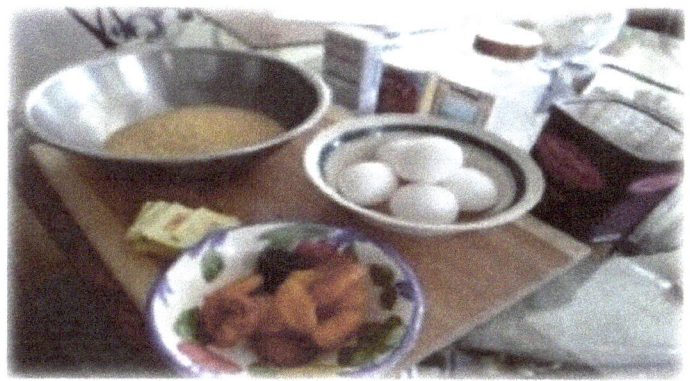

Ingredients

Flax seed meal	2 Cups
Baking Powder	1 Tbsp.
Salt	1 Tbsp.
Splenda	2 Tbsp.
Eggs	5 beaten
Vegetable oil	1/3 Cup
Water	1/2 Cup

The carb portion of the basic bread recipe using only the ingredients above is 1 gr. per serving. There is nothing too exiting about the flavor – it's decent for a sandwich or in a meal where the

Snacks

bread is not the star...until you spice it a little bit with some herbs.

Adding the following ingredients makes the serving around 6 gr. but turns the bread into a treat. Worth it for me.

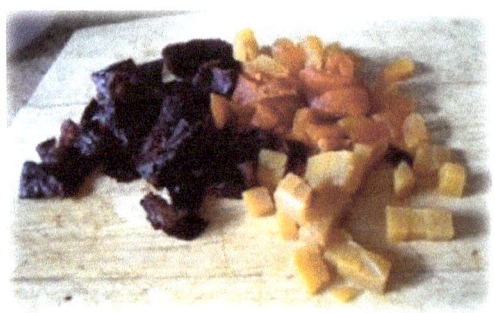

Dried Fruit	60 gr
Unsweetened Cocoa Powder	3 Tbsp.
Cinnamon	1 Tbsp.
Splenda	4 Tbsp. (total of 6)

Heat your oven to 350 degrees.

Put all the dry ingredients in a bowl. Mix them well with a spatula until they all are evenly blended.

Cut the dry fruit in little bite-sized pieces and sprinkle them one by one in the bowl. Avoid big clusters!

Add the oil, the water and the beaten eggs. Mix them gently but quickly with a spatula until everything is evenly blended, forming a wet dough.

You only have about a minute to mix the dough to keep it manageable.

Dump the mix into your cooking tray and put it in your 350 degrees oven for 25 to 30 minutes.

If you want to add a chocolate frost to your breads I recommend this easy recipe.
8 ounces whipped cream cheese
6 Splenda packets
3 tbsp. of unsweetened cocoa powder

Whip all the ingredients (either by machine or by hand) until it's a uniform chocolate color. It is ready to be spread on any of these breads, and adds only 2 carbs per serving to the treat.

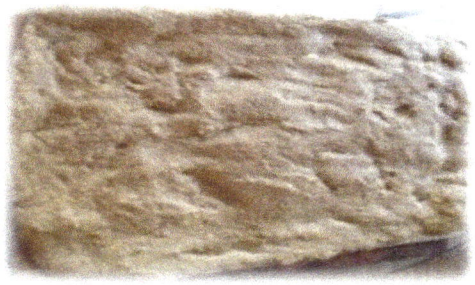

"Focaccia Type Bread" baked in 1/2 sheet tray. Great for sandwiches !

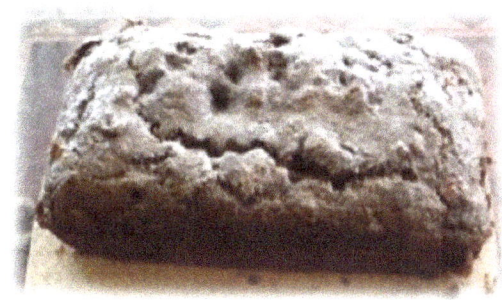

"Pound Cake Type Bread" baked in meatloaf or bread tray

"Cup Cakes" baked in a 12-cupcake tray

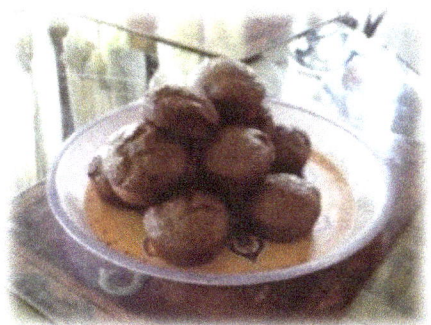

I love to cut these delightful cupcakes in half horizontally and pop them in the toaster for one cycle. I enjoy them every day with a good cup of coffee. Great for breakfast or mid-afternoon snack.

Snacks

AVOCADO GREEN SALSA
Ingredients

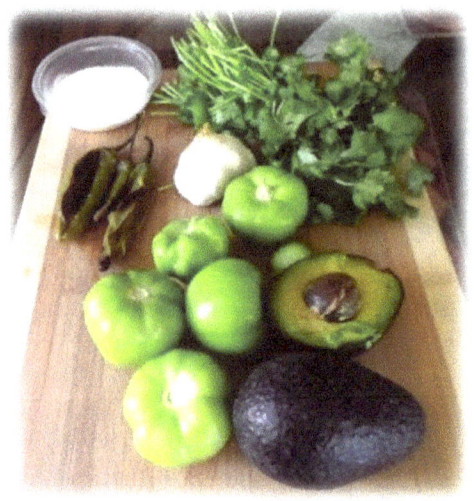

4 medium tomatillos, toasted, rinsed and roughly chopped
3 garlic cloves, peeled and roughly chopped
4 Serrano peppers, roasted and roughly chopped
About 1/4 cup (loosely packed) roughly chopped cilantro, thick lower stems cut off
1 large avocado pitted, flesh scooped from skin and roughly chopped
Salt to taste

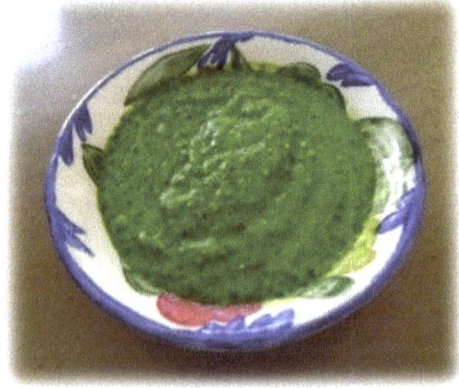

In a blender or food processor, combine the tomatillos, garlic, Serrano peppers, cilantro and 1/2 cup of water. Process to a coarse puree. Add the avocado and pulse until nearly smooth. Pour into a salsa dish. Taste and season with salt, usually about 1 teaspoon.

50 Carbs

SALSA NEGRA
Ingredients

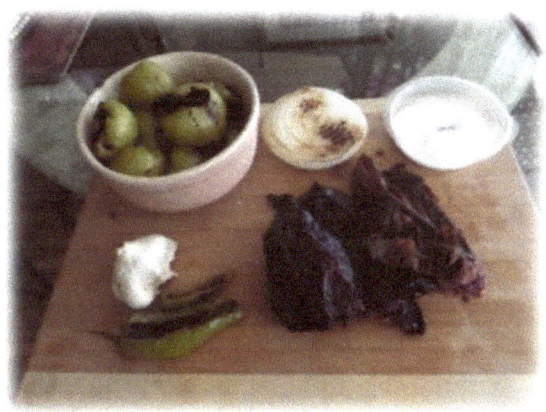

6 (medium) roasted tomatillos, roughly chopped
4 garlic cloves, peeled and roughly chopped
4 roasted pasilla peppers and 4 guajillo peppers rehydrated, roughly chopped
4 Serrano peppers roasted and roughly chopped
1/3 white onion
Salt

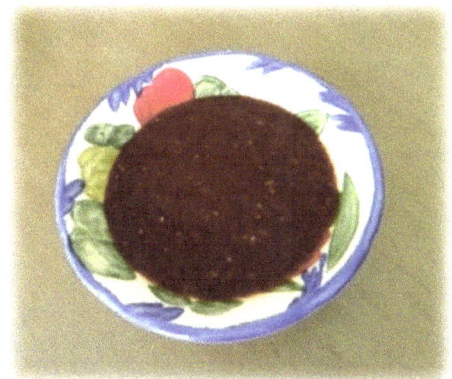

In a blender or food processor, combine the tomatillos, the Pasilla and Guajillo peppers, garlic, Serrano peppers and ½ cup water. Process to a coarse puree. pulse until nearly smooth. Pour into a salsa dish.. Taste and season with salt, usually about 1 teaspoon.

There are many low carb snack products in the market from cookies to muffins to chocolates - you name it. As I said earlier you have to be always prepared to kick HUNGER in the sprinkled nuts. If you can afford to stock your pantry with low carb products, go ahead and do it.

Chapter 12

Lunch and Dinner

LUNCH

Worst joke ever.
"Knock, knock."
"Who's there?"
"HUNGER , and I'm wearing a cup!"

About 5 hours after breakfast, my body was ready for another large meal. I'd usually make a run (ok, a drive) to a nearby hamburger joint that had all kinds of burgers and sandwiches on the menu.

My typical choice was a double burger, with a medium order of french fries, catsup and a chocolate or blueberry muffin. This combination would clock in at around 100 carbs. This would bring my running carb count to more than double my daily target, and I was only halfway through my day.

My New Lunch

I realized that in order to stay on target for a 50-carb day, lunch had to come in at around 10 carbs.

I could eat any kind of meat, (0 carbs), with an existing side dish like guacamole, or grilled vegetables, or a portion of humus (around 5 carbs). Adding half of a low carb tortilla (3 gr.), would bring my lunch down to around 10 grams of carbs instead 150.

Lunch and Dinner

I said farewell to my burger joint buddies and hello to my kitchen. I began to prepare my meals – lunch and dinner – in advance. I would make batches of deliciously satisfying soups and casseroles in 4 to 8 portion sizes. Every ingredient was carefully calculated to make each portion around 10 carbs. Preparing my food this way allowed me to have instant access to healthy, delicious meals.

Here's an example of an easy to prepare, easy to enjoy meal.

"chilaquiles negros" casserole (4 portions)
Ingredients

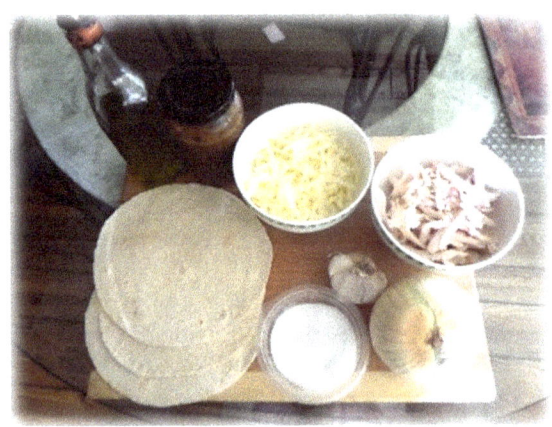

4 low carb tortillas cut in strips and fried
1 half of breast of shredded chicken, cooked
8 spoons of "dried peppers salsa"
mozzarella cheese

I prepare this like a lasagna.

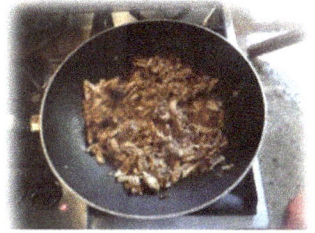

Place a layer of shredded chicken, dried peppers salsa, and mozzarella cheese on top of the tortilla.

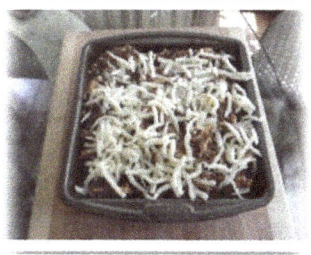

Build a second layer.
Bake it until the cheese melts.
Divide it into four equal portions.

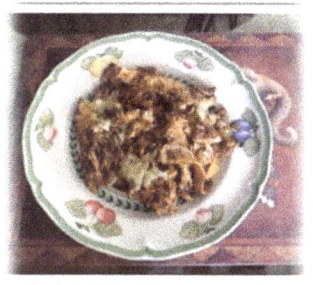

I eat one portion, and put the other three into the fridge. I now have three portions of awesomeness done and ready to eat whenever I need. I pop it into the microwave and reheat slowly (at 50% power).

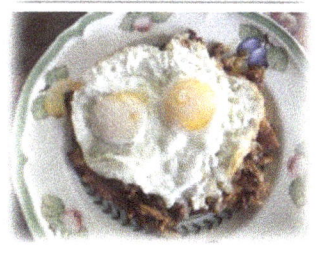

If I'm feeling a bit hungrier, I sometimes add a couple of fried eggs on top. This is still one of my favorite meals, and still around 10 carbs per serving.

Salad

How good is salad? A portion of a good spring salad loaded with tomato, red onions, feta cheese, apple, a few dry cranberries, radishes, red cabbage, and avocado drizzled with a bit of Ranch, Italian or Greek dressing will come in around 12 carbs.

Lunch and Dinner

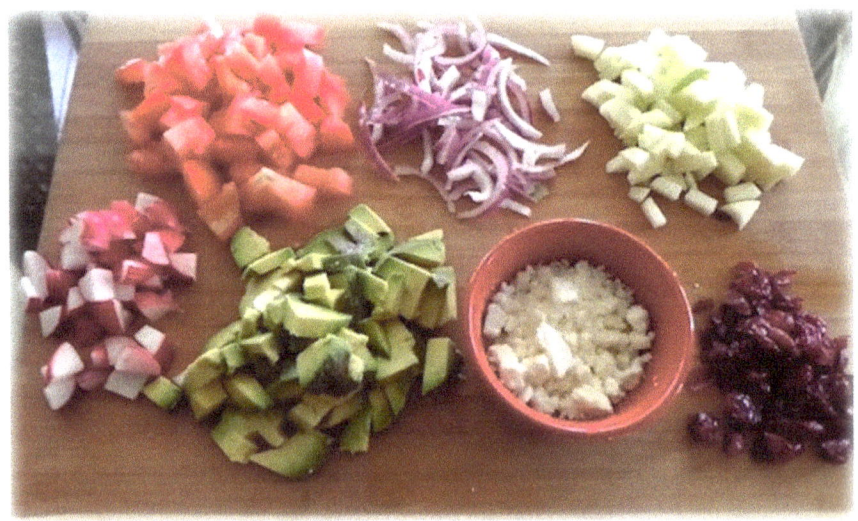

Now add some chicken, or about 4 oz. of sliced steak, or a can of tuna and you have a great meal. You will love it. Your body will love it. Happiness for lunch, or dinner!

Who doesn't love LASAGNA???

I think the word "Lasagna" must mean "yes, please" in some language. I love it so much that I had to keep it in my life. So I made a few changes and BOOM! - here it is! I substituted fresh slices of squash for the pasta, and every time I make it I say "Thanks, Amigo!"

SQUASH/MEAT LASAGNA RECIPE

Here's a nice a simple recipe that I cook very often. This delicious, carb-friendly dish is prepared in 4 or 8 serving batches, with only 6 gr. of carbs per serving, It stores well and is easy to reheat in the microwave for an instant meal.

Ingredients for an 8-serving tray

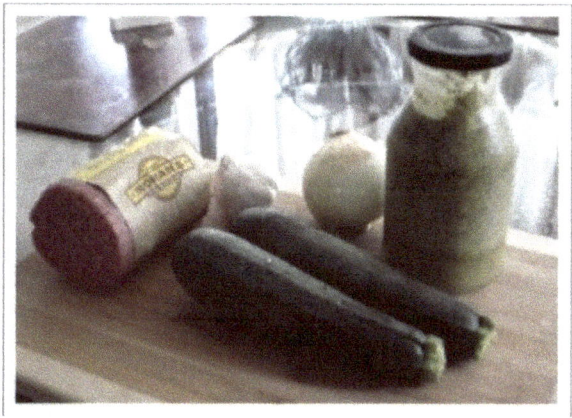

Ground Beef	2 pounds
Squash	4 fruits sliced
Yellow Onion	1 small
Garlic	4 large cloves
Salsa (green, red)	1 1/2 cups
Vegetable oil	4 Tbsp.
Monterey or mozzarella	8 ounces
Salt and pepper	To taste

Put the oil into a large frying pan to get medium hot.

Chop the onion and the garlic in small pieces and throw them in the hot pan and let them cook for a couple of minutes. The appetizing strong smell in the kitchen, just before they start getting brown lets me know that it's time to add the ground beef. I quickly separate the ground beef chunks into tiny pieces inside pan, add salt and pepper to taste, mix well all the ingredients and let them start cooking.

After a few minutes the beef releases all the juices that are loaded with flavor.

Continue cooking it for a couple of more minutes to let the juices reduce a little bit. Now it's time to add the salsa.

Lunch and Dinner

Let them cook all together for a few more minutes.

Before you turn it off, check for taste and add more spices if needed. Reach for a "not too wet thick texture" for spreading it as one of the lasagna two layers.

In the meantime cut the squash into thin long layers.

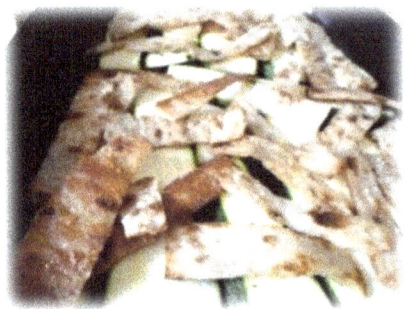

Before I started layering my 14" by 8" pan, I add a last minute improvisation. I add a few strips of a delicious lavash- a flat bread type I found in a local market. I fry them to add crunch and they become my fourth layer, at only 2 carbs per serving.

Set your oven temperature to 350 degrees - it's time to assemble the lasagna.

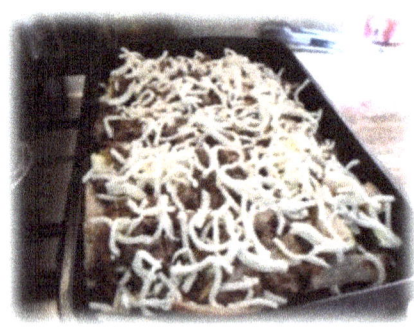

Divide all the ingredients in two parts.
Cover the bottom of the pan with the first 1/2 of the squash
Spread 1/2 of the lavash strips (optional)
Spread 1/2 of the meat ragù mixture
Sprinkle 1/2 of the Cheese

Repeat the layers again and put the tray in the 350-degree oven for 25 minutes.

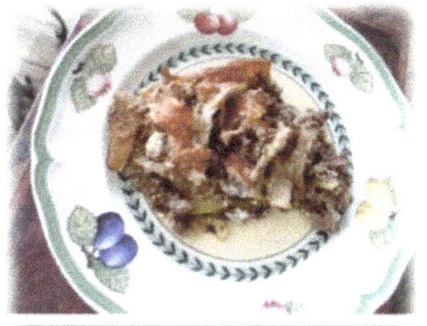

Serve

Once the food is cooked and has reached room temperature I cut the dish into 8 servings of 6 carbs each.

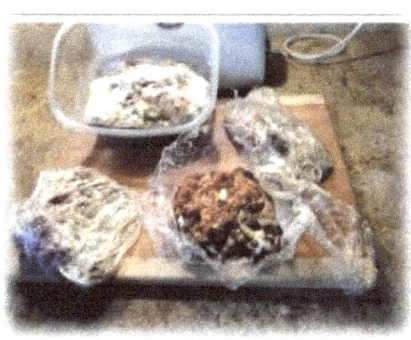

Storage

I wrap them individually in plastic paper and store them in a plastic tub in the refrigerator.

When I'm hungry I take one of this packages and heat it the microwave oven for 4 minutes at 50 % power.

Make the most of your cooking time

It helps a lot to make batches 4, 6 or 8 serving-sized casseroles, desserts, soups or vegetables in advance. When I have to eat and I don't have time to cook, my meal could be ready in 10 minutes. Most importantly, I feel protected, like these prepared portions are the bullets I need in my battle against HUNGER.

Chapter 13

Cookware

THE RIGHT TOOL FOR THE JOB

I strongly recommend using the appropriate kitchenware to cook your meals. It really greatly enhances the flavor of your food and makes the presentation aspect of your plates appetizing. These are some of the tools I use to cook my meals.

12-INCH STAINLESS PAN

My favorite pan for frying any kind of meat is a 12-inch stainless

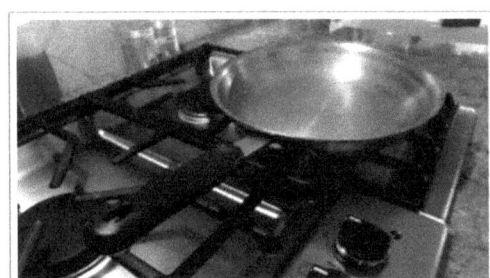

steel pan. I use it for everything from salmon, pork chops, chicken, steak, bacon and many more. I see a lot of chefs using the same type of pan in all kind of restaurants or on the cooking shows.

There's something about this vessel that makes food, and especially meat, release all the hidden flavors. It sears the food in a way that leaves an appetizing outer crust. After lifting the meat from the pan you can scrape the bottom with a liquid (wine, chicken broth) and there you have a delicious light sauce for your plate. All those delicious flavors go on your plate and nothing goes to waste. It makes you feel like you are having a plate coming from a fancy restaurant. At first some of the food might stick a little bit in the pan but after a few

50 Carbs

uses it develops a natural non-stick coating.

IMPORTANT REMINDER...

Remember to always allow enough time for the food to cook without rushing it, especially steaks. They don't like to be flipped over and over.

After spicing a steak with some kind of rub, I'll cook one side for about 4 minutes (depending on the thickness of the meat) for "rare" and 5 minutes for medium without disturbing it.

I flip it to the other side and cook for about a minute less than the first side (3 minutes for rare, 4 minutes for medium). Then I'll throw a few drops of wine in the pan and scrape the bottom, adding the flavors from the pan to the flavors of the wine for a great light sauce that takes the experience up a step. This is a great treat, with no additional carbs.

UP NEXT - THE DOUBLE GRIDDLE !

My next favorite pan is a double griddle. Before I discovered the stainless steel pan this one was my "work horse."

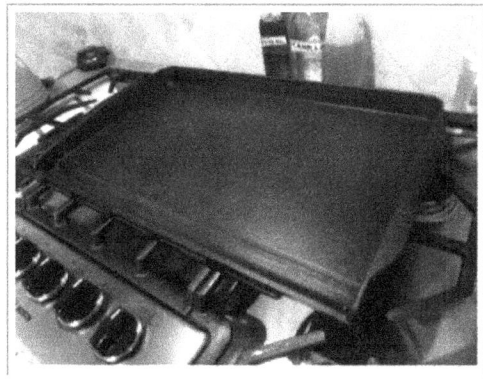

I love the fact that I can cook 2 items at the same time on this griddle. I place it on top of two of the burners in my stove. It fits perfectly and gives me the option to control the heat of each side independently. This is the only type of pan I know that gives me similar textures and flavors to those of the professional griddles in restaurants at home.

I can cook my steak on one side and cook stuff like onions, peppers or potatoes on the other side. It's great for breakfast, too. I can cook eggs, pancakes, bacon, even quesadillas at the same time.

I love to make "sweaty tortillas" this way. I prepare some steak with my favorite spices, then cut it into little taco-sized pieces and throw it on the griddle. On the other side of the grill I put some chopped veggies – peppers, onions – and grill them up. After a couple of minutes I throw a couple of tortillas to cover the meat while it finishes cooking. Then I take the tortillas and I mop up some of the meat juices.

I put the "sweaty tortillas' on a plate, add some of the meat and veggies, add a spoon of my guacamole or my salsa... wow!!.. I cannot tell you how wonderful and intense is this dish's flavor.

I go to heaven every time I eat this simple treat.

This meal would usually land at about around 70 carbs per serving. Under the 50 Carbs plan I use a low carb tortilla (or a half if I want to fill the "carb jar"). I do everything else as described above, and come in under 10 carbs per serving.

This is lunch or dinner for me some times, and believe me – I do not mind at all!

SAY "HELLO" TO THE MIGHTY DUTCH OVEN

There is no better method to cook food slowly than doing it with

50 Carbs

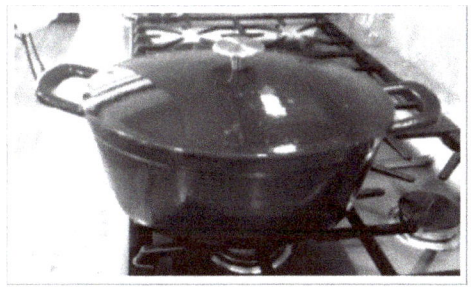

this pot. Things like chicken and other soups, sauces, and stews are just a few of many dishes that come out tasting delicious. The lid of this heavy pot really seals the vessel tight, not allowing any of the flavors to escape. Everything stays inside, where it belongs!

My chicken soup recipe (6 portions)

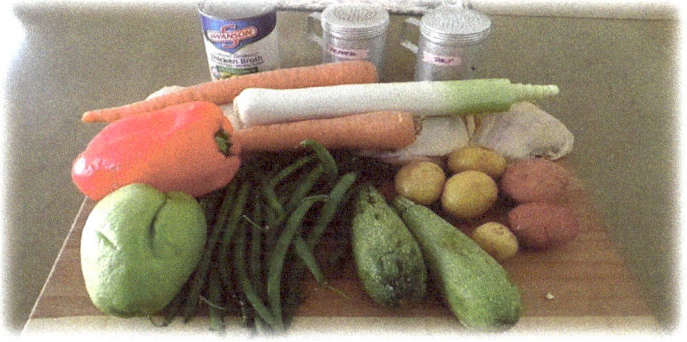

Ingredients:
6 chicken pieces (better with bones and skin)
1 finely chopped leek
2 carrots chopped
2 celery stalks chopped
1 bunch of green beans
1 red pepper chopped
2 cups of chicken broth or stock

Feel free to add more vegetables like potatoes, chayote, squash, corn, chickpeas if you want.

Cookware

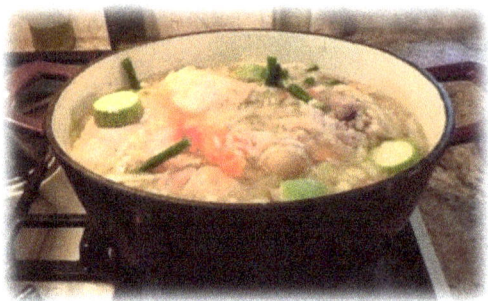

Put everything in the pot, bring it to a boil then reduce the fire to a simmer and cook for at least 1 hour.

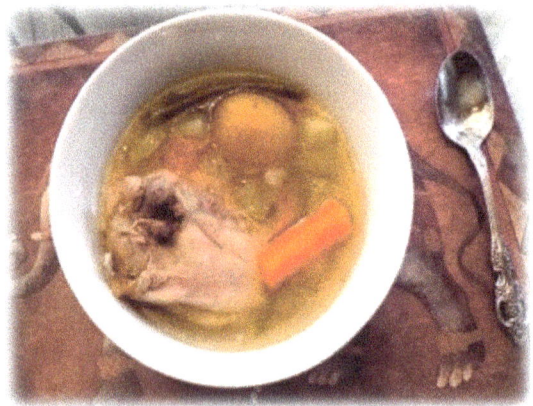

That's it! Hot and deliciously ready, perfect for those cold days.

According to my calculations, a large serving of soup with a leg and a thigh or a breast and lots of broth and vegetables has approximately 10 grams of carbs.

PEPPER STEAK

Here's another family favorite, perfectly designed for the Mighty Dutch Oven.

50 Carbs

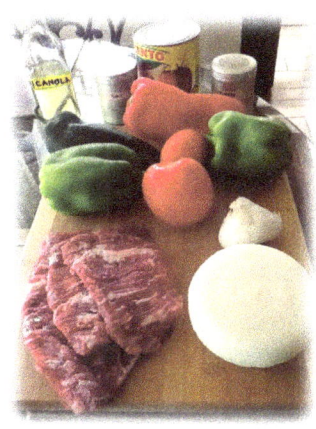

Ingredients:

1-pound steak cut into bite size strips

1/2 yellow onion chopped small

4 garlic cloves chopped small

1 green pepper cut into small strips

4 serrano peppers chopped into small pieces

1 can of tomato sauce

2 plum tomatoes without skin (optional)

Salt and pepper to taste

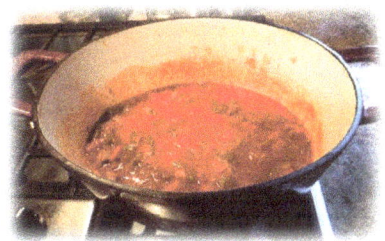

Start with the onions. Fry them for a couple of minutes. Add the garlic and cook for another couple of minutes. Then add the peppers, keep cooking for a few more minutes. Now, add the steak, cooking until the steak has released all the juices. Add the tomato sauce and tomatoes. Bring to a boil and then simmer for at least 1 hour.

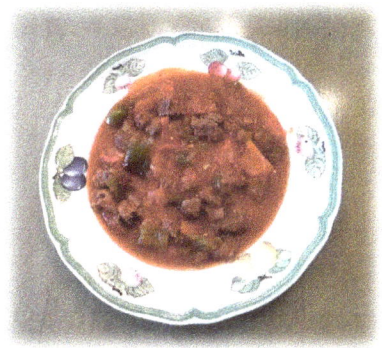

Serve with passion!

Chapter 14
Out and About

WHEN IN ROME…

The old saying "A man's home is his castle" may have been ok way back when, but I know a whole lot of women who'd say "no way José!" I'm changing it up a bit, and going with "This man's kitchen is his fort!" Give it time – it will catch on!

I have control over what goes on, in and out of my fort. But what happens when I venture out into other lands, where the forts are different and the food prepared differently? Parties, restaurants, family gatherings, music festivals, even a trip to the mall can have hidden traps and temptations aimed at pulling me away from my 50 carb vocation.

No doubt, my will power gets tested.

I follow some basic, sensible practices to stay true to my plan. I have to remember to stay away from bread, heavy sauces, pasta, pizza, rice, beans, tortillas, potatoes, sweet drinks, cakes, and some fruits. Just one serving of one of these products can chew up a whole day's worth of my carb allowance.

When I'm eating in a restaurant I can quickly assemble a decent meal for around 20 carbs. Not bad when you are out of your domain. I look through the menu for baked or grilled meats. I'll add a side of vegetables like broccoli, and add a few dashes of Tabasco or 2 spoons of salsa if is available.

50 Carbs

To make sure that I was not going to feel deprived, I sometimes carry with me an 8- inch square of lavash (a middle eastern bread) folded in a small plastic bag. It looks and tastes like a square flour tortilla, and adds a nice compliment to my meal, while adding only 4 carbs.

Occasionally if I'm eating a steak I'll order a baked potato, with salt, pepper and butter and eat only one half (14 carbs). Many times I only eat one quarter (7 carbs)

For desert I look for a fruit plate with berries and whipped cream (5 grams).

So – a hearty, flavorful meal that can clock in at around 20 carbs. No suffering here!

Sometimes I'm confronted with a sandwich or a hamburger as my only option. No problem. I'll break it all down and rebuild the meal. First I separate all the meat from the bread. Then, I clean the bread and cut it in half. I discard one half and re-assemble the sandwich again using the remaining half. All the meat goes back in the remaining bread. I put back "un poquito" of the filler; I choose the low carb vegetables like lettuce, peppers, and avocados (the filler). A touch of olive oil and a dash of Tabasco keep it exciting. Before you know it, you have a pretty nice sandwich! If I can do the same with only one quarter of the bread - even better - it saves me at least 8 carbs.

This could cut my sandwich carbs from 50 carbs to a half or a quarter of that total. I walk out of the establishment feeling like I had a hamburger... it does the trick for me.

I specifically build this type of food based on my own lifestyle and what I'm used to eating. I think anybody can do the same and build a menu with food they are used to eating. Just enter the food you eat in your phone app. Look at the carb number. Is it too high? Use a smaller portion, find a substitute or eliminate it from your menu.

Here are a few additional tips I found during my own search for ways to deal with eating out.

- Can you get a sense of what the restaurant offers before you go?

- Check online – many places post their menus on their website, along with some information about off-menu options for different types of dining needs.

- Look for places that serve a la carte meals. This can help you mix and match foods that fit into your 50 Carb plan.

- Let your server know you're following a low-carb plan. Restaurants want their customers to have a great experience, and will often make suggestions and substitutions based on your needs. This may not always happen, especially in crowded casual restaurants, but go ahead and have the conversation.

- Simply prepared beats heavily sauced or breaded.

- Avoid deep-fried anything.

- Fresh vegetables instead of fries.

- Salads can be turned into satisfying meals when you add some meat or chicken.

- Have an omelet, filled with fresh low carb vegetables like spinach or mushrooms.

Put the breadbasket on someone else's table!

Remember - the goal is to build a menu of 50 carbs-a-day meals with all of the food ingredients you selected for your personal program. I found it to be a lot less stressful to have an idea of what I could eat during the day. I just shuffle my meal options and make every day a little different.

Chapter 15
Quick Notes...

FLAVOR FLAVOR FLAVOR

I've noticed something interesting when I eat the same meal but it is prepared differently. One version is prepared fairly plainly (read – dull!) and the other prepared with some spark (read – delicious). The plainer dish often leaves me hungry, and my body demands more food sooner.

The same dish with the flavor tweaked up using spices and seasonings that add little or no carbs makes the meal much more enjoyable, and keeps my body happier for a longer time.

I find myself using the basics like salt and pepper, and zesty additions like cumin to add a bit of sizzle. Nothing beats a good old onion, a zippy serrano pepper, and garlic is a must for most of my meals. Dried peppers, red pepper flakes, and oregano make the short list. I also make a nice dry rub for meats. Chile pasilla and chile guajillo add a nice smoky flavor to any meal.

For a sweeter twist, I take a bit of artificial sweetener, add a few drops of sugar-free coconut syrup, and drizzle it on top of fruits like cantaloupe, strawberries and nectarines. Any fruit that is not quite sweet or ripe enough will go from good to great!

SIMPLE MATH

My strategy called for consuming only 50 carbs a day. It was essential for me to get familiar with the "Diabetes App" so I could find the easiest and quickest way to enter the content of my meals accurately. Entering the correct food portions for each meal is the winning ticket.

To get better meals while staying within the 50 carbs a day budget, I learned how to divide portions so I could enter the correct numbers.

For instance if I wanted to add apple to a salad and used only one slice of apple, I'd enter only one slice to the carb count of the salad - not the whole apple.

I feel that a good one-portion salad can be built with 12 carbs. If you add 3.5 ounces of any kind of meat to the same salad you have a healthy, delicious meal that doesn't add any carbs.

BE PREPARED

I find it's very important to always be prepared with smart food you can readily eat.

When I get caught feeling hungry without my special food, the fight usually gets a lot tougher.

The best way I can describe the situation is like having no ammunition for the weapon you are using to fight your enemy, HUNGER. Suddenly, there it is, and you and your willpower have a real battle on your hands!

I often cook batches of 2, 4 or more servings/portions of foods like chicken soup, casseroles, meat dishes, and deserts that can be safely stored in my refrigerator, ready to reheat and serve at any time. The beauty of this is that I always have delicious food, with a carb value under 10 per serving, ready to go. This definitely gives you a lot of security; it's like having the perfect weapon within reach when your enemy – HUNGER – shows up!

CARB COINS

I've learned to ask myself every time I eat – "do you really need to eat the whole portion that's in front of you?" I challenge myself to leave some of the portion on the plate. Many times a half of a portion would be enough to satisfy me, and save me half the carbs of that particular item. Whatever you leave on the plate counts in your favor, and the more you lower the carbs the faster the weight disappears.

I compare this exercise to when I put the coins I'm carrying in my pocket into a jar. Before I know it, the jar is full of coins – over $100.00 that I can spend any way I want.

This jar full of "unspent carbs" is put towards losing weight more quickly. Believe me, it's a fun exercise!

You don't have to use the whole day's carb allowance. If you feel satisfied – then you're satisfied!

Chapter 16
Prepare For Takeoff

GET READY

Before you take off on your 50 Carb program, remember the concept; you are going to give your body the focus and quality time it needs to get back into shape. If you make it a priority you will be very happy with the results.

Think of a pilot getting ready for a long trip. Before his plane takes off he must have a destination and a flight plan to easily reach that destination. He knows that he's going to make a few stops to refuel. Before he jumps in the plane he inspects the outside, checks all the instruments in the panel and makes sure he has a survival kit in case of an emergency. He is prepared.

So, let's do our own pre-flight check.

Destination

Find out what the goal is for your first stop. Using the height/weight table, find the target range of weight and set your sights on reaching the upper number. Figure out how much weight you need to lose to get there. That is your first destination.

Height and Weight Chart by Gender

The following chart represents target weight ranges according to your height and frame size. It's broken out by gender - women to the left, men to the right.

WOMEN				MEN			
Height	Frame Size			Height	FrameSize		
Ft. In.	Small	Medium	Large	Ft. In.	Small	Medium	Large
4'10"	102-111	109-121	118-131	5'2"	128-134	131-141	138-150
4'11"	103-113	111-123	120-134	5'3"	130-136	133-143	140-153
5'0"	104-115	113-126	122-137	5'4"	132-138	135-145	142-156
5'1"	106-118	115-129	125-140	5'5"	134-140	137-148	144-160
5'2	108-121	118-132	128-134	5'6"	136-142	139-151	146-164
5'3"	111-124	121-135	131-147	5'7"	138-145	142-154	149-168
5'4"	114-127	124-138	134-151	5'8"	140-148	145-157	152-176
5'5	117-130	127-141	137-155	5'9"	142-151	156-160	155-176
5'6"	120-133	130-144	140-159	5'10"	144-154	151-163	158-180
5'7"	123-136	133-144	143-163	5'11	146-157	154-166	161-184
5"8	126-139	135-150	146-167	6'0"	149-160	157-170	164-188
5'9"	129-142	139-153	149-170	6'1	152-164	160-174	168-192
5'10"	132-145	142-156	152-173	6'2"	155-168	165-178	172-197
5'11"	135-148	145-159	155-176	6'3"	158-172	167-182	176-202
6'0	138-151	148-162	158-176	6'4"	162-176	171-187	181-207

Here's how I approached it. I am 5'9". The tables say that if you have a small frame, your weight should be between 142 and 151 pounds. For a medium frame, the range is 156 – 160 pounds. A large frame has a range of 155 – 176 pounds.

When I started I was 210 pounds, so I set my first goal at 176 – a loss of 34 pounds.

Second Stop

Since I reached my first goal fairly quickly and easily, I decided to keep going. Why not? I had a system and I figured out what worked for me. I found a lot of great recipes and came up with a bunch of my own. So – next stop, 160!

Final Destination

I was now in the zone, loving my new body, enjoying the new freedoms, enjoying new taste treats, loving the new energy sense of accomplishment. I kept true to the plan, and I've settled at a comfortable weight at the lower end of the scale.

Checking The Instruments

Smartphone app - set up, reviewed and understood. This means you:

- Know what each screen does
- Know how to enter the required information
- Know what the information means
- Know what to do with the information

Bathroom scale - in place and ready to use every morning. Routine set.

- Wake up
- Go to the bathroom
- Weigh yourself on the scale

I think a consistent routine is important. You'll get the most accurate results and have the best reading on your weight fluctuations. Every morning I weigh myself and enter the info into the app right away. I often take pictures of the scale's screen as a reminder, or as encouragement!

Kitchen scale - Operation understood, the display is clear and easy to read. Ready to use every time you cook.

This tool is very helpful in accurately measuring the right amount and weight of the ingredients I use in my recipes. It is also a great tool to help keep track of everything – especially the carbs - when you make large portions.

Cooking vessels - I care very much about extracting all the possible flavor a product renders. The right vessel and method of cooking is important. It will improve the whole experience. The finished presentation of the food you'll eat is part of that positive experience, just like when you're served a meal in first class.

Fuel - The most important element. Without it you cannot go anywhere. At this point you've done your research and have a basic idea of the food you are going to eat during the trip. You have a menu of some dishes that you can prepare and enjoy on your journey.

Prep early, Pack Smartly

Put aside a few hours one day a week in your calendar to prepare your carb conscious food batches. Make them delicious! Refrigerate them properly, and wrap them so you can eat them at home, or put them in your lunchbox if you're going to be out and about. You can make all kinds of dishes in advance; stuff like meatloaf, casseroles, breads, stews, hard-boiled eggs.... There are thousands of recipes on line - the choices are infinite.

These actions could be the ticket to a smooth weight reduction ride.

Once you fully understand how this whole plan works you will be able to open and close the gate that controls your weight. Having this ability at your command is an awesome power.

This is possible by simply analyzing every day the data you enter in your app. If all the numbers look okay- great! If you see that your weight went up that day, look at what you ate the day before. You can quickly identify what's causing the increase. Maybe the portions are too big, so next time use less or substitute ingredients to bring down the carbs.

Carbs and Calories - reminder.

I was very curious about why some days my weight fell faster than others. I noticed that on the days I was able to keep the carbs under 50 and the calories under 1000, my weight dropped faster. it seems like my body was responding to a carb diet and a calorie diet simultaneously.

We know that we can eat as much steak and bacon as we want, and the carb value would be zero. However, the calorie count goes through the roof! Use your common sense!

Chapter 17
Short Cuts

SHORT CUTS

When I first started this amazing program I wasted many days trying to make sense of what the heck was going on with my body. The weight was falling off at an incredible pace but it took me a few days to decode and analyze all the information. Once I understood the rhythm it was easy to ride along.

My body responded so well to this diet that it was beyond belief. My weight was dropping at a rate way faster than I was expecting. The way I prepared my carb-conscious food was 100% deliciously satisfying and made it easy to stay on the program. I kept asking my self "where is the catch?" So far I haven't found it. I don't know if you find it annoying to hear people coming up to you all day long with flattering comments. I have no problem with that!

I can't tell you how amazed I am to see how simple it is to open and close my personal "weight gate." It does not require any overwhelming amount of effort or food depravation from me. OK, I can tell you; I am very, very amazed.

I hope your journey will be like mine. I grew very comfortable with this new lifestyle, so much that I'm still on the program. I'm planning to adopt it for my lifetime. I still keep daily records of my meals and weight so I can tell my position. So far so good. I've been able to maintain my weight at 140 pounds for the last 6 months with no complaints.

As I began to master the running of the program, the first thing I started to pay close attention to was the kind of carb-acceptable foods my body enjoyed the most. I adapted my cooking around them. There were plenty of food options that I enjoyed. I'm aware that I have not even scratched the surface of the thousands of available foods that could fit inside the 50-carb boundaries. Just find the ones you like, get creative, adapt your meals around them, and prepare your own carb-controlled masterpieces.

I knew right away that if I could include all this good food in my diet in a smart and orderly way, my stomach would be almost satisfied and my body could stay under this program for long periods of time. What I mean by "almost satisfied" is managing the unavoidable state of hunger that all dieters have to face in order to make the pounds disappear. It can become stronger especially when you are reaching for the lower numbers for your frame. But it can be managed!

WHAT WORKED

The two most important requirements that made "The 50 Carbs Program" work for me were *Commitment and Discipline*.

Commitment: I believe that the only way to succeed in any endeavor in life is to make a serious commitment to the task. If you can prove to your universe that you are prepared to endure any sacrifices that cross your path, for as long as is necessary until you reach your goal, eventually you'll succeed. That's the kind of commitment I made to my body.

Discipline: To me it's a combination of focus and determination. Here are the keys to the plan that required my discipline.

Count Everything

Do not skip entering the data of *everything* eaten during the day - *every day*.

If I could not enter it at the moment, I would enter it later in the day. Only by entering the information as accurately as possible would I know where I was standing. At first I didn't alter any of the products or portions sizes that I consumed. It didn't matter how bad it was - until I realized that I was cheating myself.

Be Organized

Being organized was very important. Besides entering the food I found it helpful to also input the right type of meal I was having (breakfast, dinner, snacks, or others).

Be smart and be prepared - not only with your own carb-friendly food but also with information about where the enemy is hiding. Use the good information within your smartphone app to help you win the day's battle.

Timing

I tried not to eat anything after 7 PM.

Analyze and Understand

Using the carbs section of the app I analyzed the results of every meal I had as the day progressed. This helped me manage the carb allowance for my next meal.

Create a Routine

I weighed my self every morning after the bathroom, wearing only my briefs. Registering my weight under the same daily conditions gave me a consistent and realistic way to detect even the smallest weight fluctuations, so I could deal with it accordingly.

Make Adjustments

Usually when your weight is not moving after a week something is wrong in your diet. Checking your food data from the previous couple of days makes it easy to find the culprit.

Calories

Some foods don't show a lot of carbs, but the calorie content is high. Watch for those days that exceeded 1500 calories. Too many calories in your diet could slow down or pause your progress. The ideal day for me was when I could keep my carbs under 50 and the calories under 1000. It's like having two faucets open at the same time.

Getting Close…

As with any diet the last few pounds are harder to get rid of and the weight drop occurs at a slower pace. If you are patient and you are comfortable during the ride I'm pretty sure you can continue your journey down until you say "stop."

In my case I decided to stop when I reached 137 pounds. I was starting to look too skinny, and if I went any lower I would be looking anorexic. Now I'm trying to maintain a weight that ranges between 140 and 144 pounds. Due to my height (5'9") I'm a few pounds below the lower range of the small frame. I like the way my body looks and feels, 100% diabetes free.

Keeping Score

This program is really like a game that involves your physical participation every day. Your goal is to check the scorecard – in this case your bathroom scale – every morning. It's pretty easy to tell how you did. Win, lose or draw – you lost a little weight, you gained a little weight, or you stayed the same. The more you finish your day below 50 carbs the more points you score. The reward is a faster weight drop. It's like stepping into the gas pedal to get to your destination quicker.

Your day is mined with food traps and temptation, so your will power is constantly tested. If you pass beyond the 50 carbs boundaries you lose the day's game, but if you stay inside the boundaries you win the day's game.

Celebrate Each Win

I can't help feeling victorious every time I "win." It's a high moment when the bathroom scale is displaying the score in your favor. It's like scoring a goal, or making a touchdown. Savor the moment, celebrate it, take a picture, find it inspiring and draw from it the strength you need to take you to the next challenge.

Handle the Bumps

When my weight goes up instead of down, I don't panic. One bad day is a manageable setback. To recover, the first thing I do is analyze the data from the day(s) before and find the foods that are causing the spike. I come up with a strategy to remedy the problem, execute it immediately, and look for the results the next day. I continue tweaking the strategy until I reach the desire result. I find the challenge entertaining!

Chapter 18
Go Get It!

There are thousands of diets on the market. Lots of them work well, though some of the programs can get very expensive and hard to maintain. Others require you to buy products from the sellers; others are very extreme. At the end of the day the real challenge for everybody is keeping the weight down for a long period of time - or for a lifetime.

From my own experience, the loss of weight is only temporary; you put in the work to bring your weight down to your goal. Then comes the next stage - perhaps the hardest - and that is keeping your weight down.

This is the biggest challenge all dieters face and where most of them fail. It seems to me that that during this cycle my body demands more fuel to keep it going and oh boy!! It really lets me know it.

I dropped most of the weight in the first 3 months and I have spent the last 6 months keeping my weigh stabilized at around 140 pounds.

It has not being an easy task. Hunger puts up a fight to the death against my will power and tries desperately to get me to give up.

I have been able to keep my weight around 140 pounds for 6 months already without suffering the punishment of the severe hunger. Otherwise it would have turned into a disaster.

I've had a few days where I've experienced constant hunger all day long. Thanks mainly to the food I prepare in advance along with the carb-friendly food in my pantry I have sensible food near me at all times.

So far I have been able to keep on the winning side in the fight against sharp hunger. I'm pretty sure that without my food my willpower would have surrendered to hunger a long time ago.

This period in the program has brought me some interesting observations.

To maintain my body in the 140-pound area I have to give my body the amount of food that a 140-pound body requires. For me this pretty much means eating the same food I was eating during the diet period. I'm adding a little more fruits and vegetables to my meals, but only a little.

The few times that I've eaten a portion heavy in carbs - stuff like regular bread, a piece of cake, candy, crumb- coated chicken, a full baked potato, and some fruits and vegetables with my meals, my weight went up between 2 to 3 pounds a week.

The bathroom scale lets me know pretty much the next day. By just coming back to the 50 Carbs program, I get back to my target weight in a few days.

I think it's okay to detour occasionally, but only for a very short period. Otherwise you will pay the consequences.

What makes this diet different from the others is that it focuses on eating good-tasting meals, designed and prepared by you under the 50 Carbs boundaries, using products easily available in any market. It works in the weight-loss phase, and it works as you maintain your loss.

The features of this diet let me build the ideal program to endure, in a kinder way, what in the past had been an ugly ride. It still takes focus and work but I will look great – slim and fit – for a long time. Believe me, it's worth it!!!

If you decide to try the 50 Carbs program, be patient. Don't get discouraged if you don't get results right away. Your body needs a few days to adapt to a new way of eating and to get familiar with and understand the new process.

It is important to make enough time in your schedule at least once a week, to prepare your food. How much ammunition do you need to endure the battle against hunger? That's up to you.

Don't freak out if after a couple of weeks into the program, for a few days, your body emits a peculiar scent. This is called ketosis and is the result of your body burning fat. It is fairly common in many low-carb diets. It's an indication that the carb-burning machine is in motion and working. It's a positive point to reach in the 50 Carbs diet.

Use your App. Remember you have 24/7 access to key carb, calorie and weight information. Look at it as often as you need to give you a perspective on how your day is going. Use that information to help you deal with it accordingly.

As far as I'm concerned, this 50 Carbs program worked incredibly well for me. It rid me of more than 60 pounds - making my appearance way more attractive - but most importantly made me "Diabetes Free." It also repaired other important factors related to my health such as high

blood pressure and high cholesterol. I keep hearing from a couple of doctors that this action added to my life at least 10 more years. I'll take it.

Chapter 19
One Year Later

APRIL 2015 - ONE YEAR LATER

One year has passed since I reached two of the most incredible achievements of my life - getting rid of my diabetes and losing over 60 pounds in only four months.

I feel it is very important to pass along my own experience during this year. Based on my previous attempts at dieting I expected this period would be the hardest, but with 50 carbs it was definitely survivable! This chapter should give you a realistic perspective of what to expect and what is involved to successfully run this amazing and effective program. I'll also share some strategies on following the 50 Carb plan without a smartphone application.

I can testify that the diet period is only a temporary sacrifice. If you are highly motivated you will most likely achieve your desired goal. It was a very positive experience for me. I was fully motivated and my will power was charged to the top. Watching my weight drop 5 pounds a week was amazing and inspiring. I did not want to stop, but once I did I realized I needed to make some adjustments.

A year ago I got so thin that I started to look almost anorexic. It took me a couple of months to gain 5 pounds, and that is where I determined I felt and looked the best. I've decided to hold on to it as long as I can.

To get to this point I had to go through the discipline of monitoring the diet through the app on my smartphone. I learned by heart the carb value and portion size of the few main items I use when I'm cooking and how my body was responding. I had entered every ingredient I used to build my meals every time - around 1000 times. I also weighed my self every morning and pinched my finger for a glucose test.

It was fascinating for me to be able to witness the dynamics of this process. I was able to detect and sometimes predict the smallest weight fluctuations. It was very helpful and encouraging to be informed by immediate access to key information.

Today I'm still under the 50 Carbs program boundaries. I'm not doing everything with as much discipline as I was in the beginning. I've developed routines that let me follow the plan by memory. Now I check my blood sugar once a week, weight my self every couple of weeks and I don't log my food intake on my smartphone. At this point it is unnecessary to keep doing that. The daily routine is pretty much the same. I have memorized the carb value and portion sizes of the few items that I use the most when I'm cooking. Keeping track of the accounting of 50 carbs a day is not a hard task. So far my numbers still look good.

Soon after this period began, the motivation and willpower that kept me going strong had wound down a lot, and the ugly face of constant hunger showed up. The fight to maintain my new weight became a steady issue. My body keeps clamoring for food all day long, as if it's trying very hard to get back the weight it once had. The "honeymoon" is over. I have always found this period of time to be the hardest challenge for any diet.

I feel very lucky to have discovered through the 50 Carbs method how to keep my body constantly fed, easing this misery without jeopardizing the goal achieved. So far I have succeeded in keeping my weight under control with a minimum amount of discomfort.

The strategy for feeding my body with 50 carbohydrates a day is simple. I prepare for the battle with my own carb-controlled delicious dishes. I always have plenty around, ready to please my cravings for food at any moment. It's packaged, in my refrigerator and ready for home or for "take out" when I have to go out of my domain.

If I wish for something sweet I grab one of my celebrated flaxseed meal muffins, or a small bowl of low carb ice cream with berries, or an ice cream bar, or perhaps before bed an Atkins low carb bar. There are lots of choices.

If I wish for something salty I reach for stuff like guacamole, hummus, lavash bread, chicharrones, nuts, meat casseroles or soups. I keep discovering many more items that I can add to my cooking routine every day.

I can find in my local supermarkets a growing supply of low-carb products, though they are a little pricey. There are also a few specialized low-carb stores near my house and lots of low-carb products can be purchased online and delivered to my home.

The Smartphone Application Revisited

In our test program, some of the participants that tried the "50 Carbs program" did very well but others did not lost the weight as expected. After reviewing every case I realized that one of the main problems related to the incorrect way they used the app. It seems like they did not learn how to run the program properly, and they became frustrated with the process. It can get tricky; I remember spending some time learning how to operate it.

Why it mattered

The app became the most important tool for me because it gave me a visual way to tell my progress. I compare it to the gauges in a car's dashboard. Without them I couldn't tell how fast I was going, how much fuel I have or other critical information.

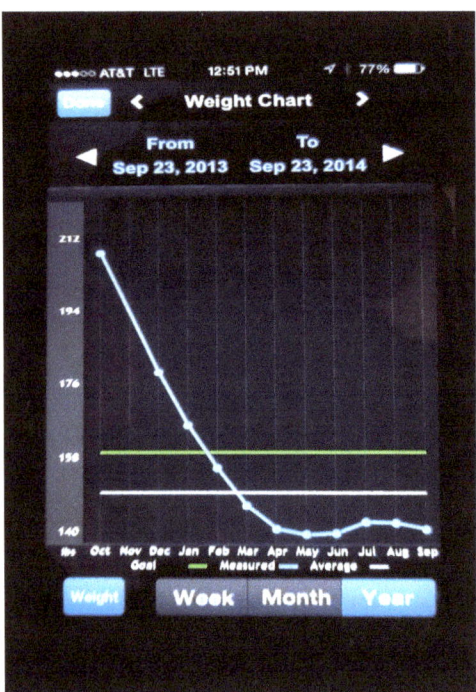

This picture, taken from the screen of my smartphone, is the graphic chart of my journey for one year. If you look in detail you can tell how much and when my weight dropped. I could even tell what I ate - every meal, any day during the diet.

This was for me the ultimate judge. To get this graphic I had to weight my self every morning and enter the results.

This is the reason I put so much emphasis on mastering the use of the app. I cannot tell you how much it helped me. It kept me informed during the whole journey and gave me a sense of complete control over the process.

The app that I used for my program is called "Diabetes App", I found it in the Apple store for the iPhone platform. There are many other apps as good as this one, as well as many for the Android platform.

Remember, you don't have to be diabetic to use this app. I just took advantage of the "Carbs" feature to keep an accurate daily count of my carbs.

This app has a bank of over 200,000 food items, Once you know how, it's easy to add new products. You can enter your own recipes and add them to your tab with one click instead of having to list every item in your dish every time.

Sometimes it might feel overwhelming when you have to select stuff like chicken, ham or other types of meat. You'll find hundreds of choices (fried, breaded, baked, stewed, leg, thigh, breast, row, skin, skinless, portion sizes etc.). The same problem appears in lots of other products like fruits and vegetables. Remember once you find the correct choices send them to the "favorites" menu on your app. Then you can quickly locate them and with one click add them to your daily carb tab. It gets a little tricky until you get familiar with the process. This is where most of the early participants got confused and lost their patience.

Other features offered in the app became very helpful for the 50 Carbs program, like the weight feature to keep track of your weight.

For a quick refresher, please review the information in chapter 8 to explore the different features of the app.

Chapter 20
No App?

Running 50 Carbs without the app

I've heard different reasons why using an Application to help track and measure the daily progress of the 50 Carbs plan can be difficult. I understand the challenges, and don't want anyone to become discouraged or abandon the plan before they see the benefits. Using the application is the best way to achieve the best results, but there is no reason that a modified approach won't get you closer to your health goals.

We are all different – we live different lives, have different jobs, families, responsibilities and goals. It takes time and discipline to fully master the different parts of the application. Of the two, time can be the bigger hurdle. You can still find success with 50 Carbs. As you become comfortable with the plan you will discover, as I have discovered, little tricks and routines that will give you the most bang from the time you do have.

For those who might find the use of the app hard to understand, or don't have the time to deal with it, the following method of running the 50 carbs concept could work for you.

No App? No excuses!

I realize now that I really only use a few food items to prepare all of my daily meals - stuff like eggs, lavash, some vegetables and fruits, my own flax seed muffins, steak, chicken, and fish. It's easy to remember the carb value of these ingredients, and that makes budgeting 50 carbs a day very simple.

The ultimate goal is to budget 50 carbs. If you prepare well, it should work the same as it works with the app.

I believe that if you correctly follow my advice it will save you a lot of time and frustration. You just need to get creative in negotiating your daily carb ration. Before you know it you will be preparing delicious low carb meals for yourself and looking fabulous and sailing smoothly through the world of 50 Carbs without the suffering that the maintenance stage often brings. It worked for me and it should work for you!

If you decide to try the 50 Carbs plan without using the app to manage the program make sure you're prepared to follow these steps.

First, refer to the table in chapter 16 to find out find how much weight you need to drop to meet your first challenge.

Second, stock your pantry and refrigerator. As you've seen in my snapshot I favor low carb bread, tortillas, pastries, candies, ice cream, selected vegetables and fruits, cheese, any kind of meats, cold meats, and snacks.

Building blocks

I build my meals every day by combining the products in my pantry and my refrigerator. Let's take a quick inventory of the items I have in my kitchen.

MY PANTRY

Spices
Thyme - salt - pepper - pepper flakes - oregano -rosemary - garlic salt dried onions

Flavorings/Sweeteners
Cinnamon powder -sugar-free cocoa powder - sugar-free coconut syrup
Splenda - sugar-free jams

Oils/Baking
Canola oil - olive oil - flax seed meal - baking powder

Bases/Sauces
Chicken bouillon - chicken broth - beef broth - tomato sauce - soy sauce- red wine

Staples
Canned tuna - canned beans - mole poblano- green salsa - red salsa

Beverages/Snacks
Coffee - diet sodas – nuts - bags of chicharrones - Atkins low carb bars

MY REFRIGERATOR

Meat and Fish
Chicken thighs - chicken breast - steak - ground beef - rotisserie chicken - beef for stewing – tilapia – salmon - halibut - bacon - sliced ham - sliced turkey

Veggies

Onion – garlic – avocado - green peppers - red peppers – leaks – spinach – lettuce - serrano peppers – carrots – squash – chayote - broccoli - green beans – mushrooms - roma tomatoes

Fruits
Cantaloupe – blueberries

Beverages
Diet sodas - bottled water

Cheese/Dairy
 Monterey cheese - feta cheese – eggs - whipped cream - cheddar cheese

Snacks and Treats
Sugar free Jello - low carb ice cream - ice cream bars - peanut butter- hummus - salad dressing

Bread
Lavash - Sangak bread (a must, 1 portion = 2 net carbs, delicious!

Let's talk some more about bread. The lowest low-carb regular bread I found is the multigrain type, and a slice starts at around 15 net carbs. Some other breads could go as high as 50 net carbs per slice! Instead of regular bread I use <u>Sangak</u> a middle eastern type of bread with only 2 carbs per serving.

For low carb tortillas the best choice for me is <u>whole wheat lavash</u> bread with 3 net carbs per serving. There are many other types of lavash that are easy to find in many markets, although the serving is around 8 net grams. It beats a slice of regular bread or tortilla, and it's great for wraps, soft tacos and for scooping up the sauces in my meals.

Variety

I like what I like, and you like what you like. There are many different items that you may see as essential to your preferred types of meals and snacks. Staples like cereals, milk and different types of snacks should be researched and understood as you fine-tune your meal plans. Remember, the key enemies to success are hunger and boring, bland food. Build you plans with this in mind!

You can get great information about the carb and nutritional content of different ingredients from many sources, and don't forget to check the labels on prepared and packaged foods that you will use to stock your pantry.

Here's a great place to look information on reading and understanding packaging labels.

English:
http://www.fda.gov/food/ingredientspackaginglabeling/labelingnutrition/ucm267499.htm

Spanish:
http://www.fda.gov/Food/IngredientsPackagingLabeling/LabelingNutrition/ucm268173.htm

Rules of thumb - Listen carefully!

Avoid all flour products like breads, tortillas, cakes, pastas, desserts. I use substitutions, and some are great!

Avoid most of the products that are not sugar free, like sodas, candies, and prepared snacks. I look for products low in carbs,

50 Carbs

(information on carbs and portion sizes are on the packages) or sweetened with Splenda or similar sweeteners.

I avoid some of the vegetables and fruits that are high in carbohydrates like bananas, corn, pineapple, potatoes, some juices, beans and rice. I only use a very limited portion (2 spoonfuls) when I have to.

Lucky for me all meats are practically free of carbs and most of the essential spices I use for injecting tons of flavor while cooking are carb-free as well.

I make sure that I always have a good supply of low carb food in my pantry and in my refrigerator. This is very important. Believe me, without them it's like going to the war without a weapon; for sure I'd perish in a few days.

It would be nice not to go over 1500 calories a day, but keeping a separate tab might complicate the matter. Use your common sense, and just keep tabs of your carbs for now.

Helpful Links

Here are a few terrific sources of information that can help you as you manage your carbs. They can be especially helpful if you don't have easy access to a scale or an app.
Use your hand as a portion estimator!

http://education.wichita.edu/caduceus/examples/servings/visual_estimates.htm

http://aka.weightwatchers.com/images/1033/dynamic/GCMSImages/PortionEstimator_Printable_013012.pdf

Chapter 21
Maintenance Mode

Let's Create!

So now we're in Maintenance Mode, where the things I've learned over the past year have become pretty consistent, and my dependence on my smartphone application is not as critical. Here's a look at my current routine, with some examples of how I manage my daily food intake.

On an average day I put together the following meals, using the stuff from my pantry and fridge.

My present Breakfast

3 scrambled eggs with two spoonful's of pinto beans	4 net carbs
3 bacon slices	0 net carbs
one portion of sangak bread or lavash	2 net carbs
2 spoonful green salsa	2 net carbs
2 cups of black coffee with Splenda	0 net carbs
half of my own recipe chocolate flax seed muffin	5 net carbs
Total	13 net carbs

As you can see this is a big breakfast. This meal can manage my appetite for a few hours before I get hungry again.

Mid-day and mid afternoon snacks

Most of the time I'll make myself a couple of taquitos using lavash as a tortilla. I stuff them with almost anything, like leftovers from breakfast, lunch or dinner. Other times I might eat a few chicharrones (pork rinds) with guacamole or treat myself to a little ice cream with a whole or half of one of my special chocolate muffins and coffee. It really depends what's available at the moment.

I estimated the carb value of this meal to be 5 net carbs

Lunch and Dinner

I usually eat a serving of my chicken or ground beef casserole or lasagna (using thin squash slices instead of pasta) that I've prepared in advance. Or I'll have a bowl of chicken soup, pepper steak, a piece of rotisserie chicken, steak, fish, pork. lamb with a side of vegetables or salad and obviously more lavash or sangak bread and for dessert a little bit of fruit or a few berries with whipped cream, coffee, perhaps a half of my muffins and sometimes a glass of merlot.

I estimate the carb value of this meal to be 15 net carbs

Before Bed

Sometimes I'll have half of a muffin (when I can control myself), or an ice cream bar, or a few pork rinds. There are many more options, but I end my day consuming around 50 carbs.

I go to sleep with my stomach feeling content because the food supply throughout the day was decent. I did not put myself through the misery of only having little or bland food to eat. It makes a big difference.

The first thing I do the next morning is step on my scale and weigh myself. I still get a feeling of intense suspense waiting for the results to be displayed.

Sometimes there's no movement in the scale for a couple of days, and I get worried. Then the next day the scale would register a drop of 3 or 4 pounds. Weird! It's one of nicest rushes I ever had. I feel so proud of myself.

Nothing beats the feeling of crossing the line, of reaching an unreachable goal, powered by your discipline and your willpower. To be rewarded with so many positive things – like extending your life for a few years, looking fantastic, driving back deadly illness like diabetes, high blood pressure, and high cholesterol… it's a very good deal, don't you think? This success is something you can appreciate even more if you pass the 60-year mark.

The Internet is your friend!

Just out of curiosity I recently explored a couple of social media sites - Pinterest and Tumblr. I was amazed to find hundred of awesome low carb recipes. One that caught my eye uses cauliflower instead of potatoes for mashed potatoes. That sounds like something I can work with and make it a great side dish for a steak. I know the more I look the more I'll find. Using these recipes and approaches as a foundation I can substitute my favorite seasonings to make them the way I like. You can do the same thing! Of course, we may find ourselves lost in the web, chewing up that precious time we all don't have enough of! Plan wisely and budget smartly.

Use Time Wisely

Many of us have families we take care of, and we all need to eat. This means we do one of three things: cook, eat out or order in! To me, cooking makes the most sense because I can control what happens. I can control what goes into the meal, what it tastes like, what it looks like and what it costs. Of course there are times where I go out to eat – business meetings, family gatherings, even a quiet night out with my wife. When I am home in my domain, I cook.

When I first started developing 50 Carbs, I spent countless hours researching different sites to gather as much information as possible. I spent another block of time working on my cooking skills, finding through trial and error the best ways to prepare my meals so they were both delicious and healthy.

As I become more comfortable with the plan, I set aside a few hours a week to prepare several meals that I package for use during the week. This to me is the most sensible approach, as I don't have to worry every day about finding the time and ingredients to prepare a full meal. With a variety of options already made, I can focus on adding the final touches – fresh veggies or fruit, a slice of Lavash or Sangak, a nice fresh glass of sugar-free iced tea, and a low-carb dessert to end the meal.

Not only do I save time and stress, but I really enjoy the whole cooking experience. Learning and exploring different flavors and techniques relaxes me and makes me happy, and boy does the house smell great!

So, to sum it up!

- Use the time you have to make the things you love.
- Prepare meals ahead, making enough to spread across the week.
- Make it interesting - don't be afraid to try new flavors.
- Portions ready to go make daily mealtimes a breeze. Just add the fresh!

- Keep your kitchen stocked with the basics, and you'll be ready to cook when you want to cook.
- No excuses!

Chapter 22

From a Friend

Fher Olvera, front man for Mexican Superstars Maná, philanthropist and activist:

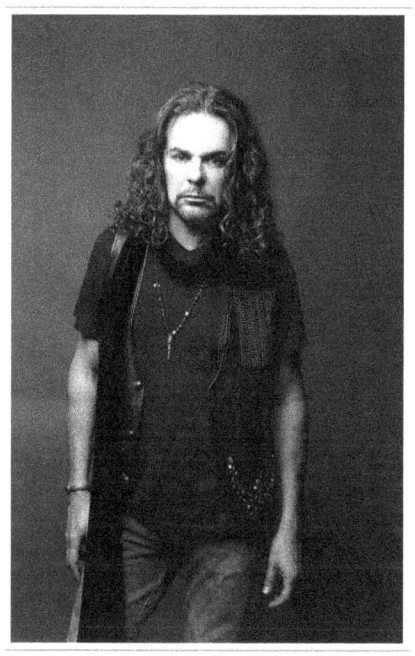

"José Quintana – my long-time friend who I call "Pepé", has been a key contributor to the success of Maná. We've worked together on many projects, creating and recording some great music over our 30-year friendship.

Pepé always loved food. I remember he would always wear a little "gordito" outfit – a little fat suit. Over the years he grew larger, and while he would try different diets he never quite stuck with any of them.

I hadn't seen him in a while, and when we got together in January of 2014, I was shocked – happily shocked. No more "gordito" outfit – my friend was now rocking a whole new skinny suit. He looked fantastic, happy and healthy. Seeing his transformation and hearing his story was inspiring, and showed me that there are ways to make positive changes in our life. I know so many people – friends, family and fans alike, who would find help, guidance and inspiration in Pepé's story. With obesity and diabetes high on the health concerns chart, the 50 Carbs plan that transformed my friend should find a place in every home, everywhere.

From a Friend

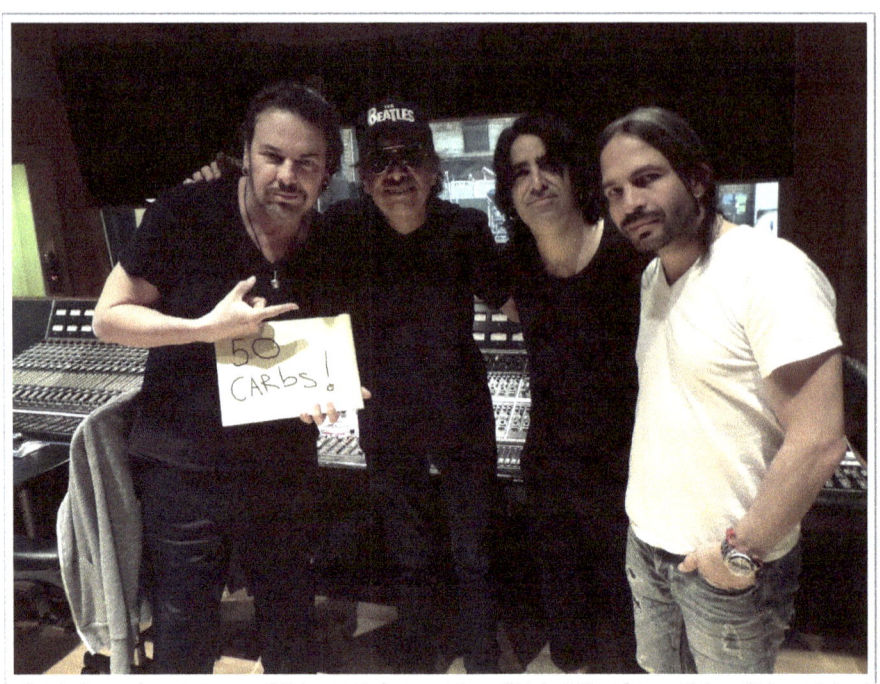

Maná – International Superstars from Guadalajara Mexico, have sold over 60 million albums worldwide. They appeared as guest artists on Carlos Santana's Supernatural album. While performing at an Inaugural event Maná was described as "the Rolling Stones of Latin America" by President Obama.

Chapter 23

From my Doctor

Michael D. Marsh, M.D.

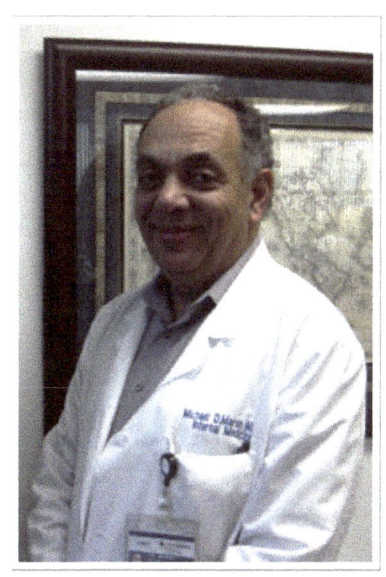

As a physician I meet and treat a wide range of people with a wide range of health related challenges. We are fortunate to live in exciting times where advances in science and technology help us live better, healthier and happier lives. Though we discover new ways to treat illness and disease, the best thing we can do for ourselves is to avoid those things that lead us to illness.

José Quintana has taken this simple and ageless advice to heart. I had been treating him for some time, helping him manage his diabetes and related issues that were gradually eroding his health and putting him at risk for potential severe problems as he aged.

Imagine my amazement when he came in to my office for an annual physical and review of his medications and treatment plans. The person I saw – and did not recognize at first – was a completely different man from the one who walked out of my office many months before. The physical transformation was dramatic. There was a slim, happy and energized guy where an overweight, unhealthy man once stood.

From My Doctor

During my examination, José shared his story about how, facing what he knew was a declining picture, he took charge of his health and forged a plan that would combine a realistic, statistically-based diet with an artistic and lively range of meals that were delicious, easy to prepare, and nutritionally sensible – what José calls "50 Carbs". With a primary focus on managed daily Carbohydrate intake, José turned what for many – including himself – can be a grim and sometimes unpleasant "DIET" into a healthy and delicious journey to better health.

The real joy came with the results of his blood tests. The key numbers – blood sugar, cholesterol… went from worrisome to wow! He went from the classic diabetic profile to a healthier person who had amazing control over his own health.

We have now moved from a multi-prescription regimen for managing his diabetes to a natural diet and exercise approach to maintaining health.

The "50 Carb" approach makes good sense, and goes after the key obstacles - hunger and boring meals - that cause many well-intentioned diet regimens to eventually fail. This sensible, managed approach to health and diet can be a great game plan for anyone who has been struggling to take charge of their own health. I am so pleased to see the change in José, and would be equally pleased to see these changes in everyone who suffers the sad effects of poor diet.

José

50 Carbs

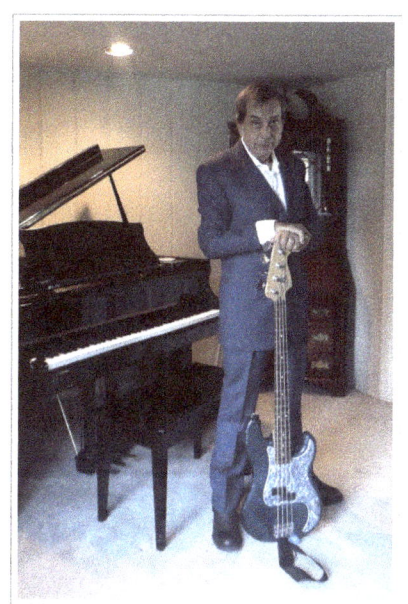

Like millions of others around the world, José Quintana found himself facing the unhappy prospect of declining health and quality of life from the effects of obesity and diabetes. 50 Carbs tells the story of José's journey from his early days as a child, through his adventures as a musician in Mexico, and on through his global career in the music business. Each chapter of his life fed his ever-growing love of food, and the ever-growing waistline that came with it.

Finally, José had enough. He knew that he needed to take a more active role in managing his health. He took the time to research various diet approaches and put together the 50 Carbs plan – a combination of tools, strategies and recipes that supported him as he went from obesity and diabetes to a slim, healthy and medication-free lifestyle. 50 Carbs provides a clear, low-stress approach filled with practical strategies, key tools and delicious recipes that can help others find their way to a healthier body.

50 Carbs – it just makes sense!

About the Authors

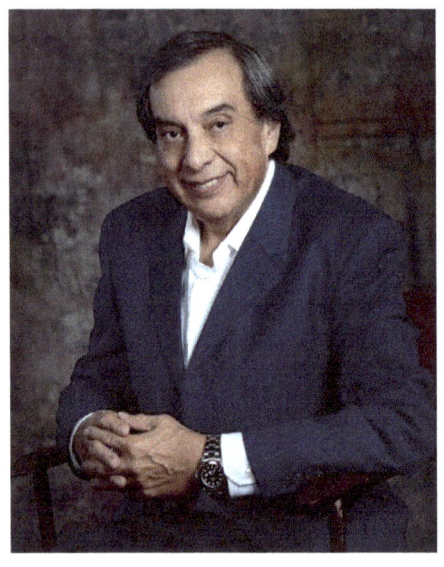

José Quintana has enjoyed an exciting and successful career as a musician and record producer. His passion, creativity and focus have contributed to the worldwide success of some of the most iconic artists in Latin Music. When he decided to take charge of his health, he applied these same traits to his second love - cooking. José's story is exciting, humorous and inspirational, and the lessons he has learned can help others find their way to a healthy and fulfilling lifestyle.

Michael Calderwood spent his "First Act" as a musician and writer, working across multiple disciplines from rock bands to live theater. "Act Two" was spent in an equally creative career working with a cast of engineers, designers, marketers and business innovators who represented the true blend of Art and Science. "Act Three" brings him home, where his passion for creativity and collaboration continues to grow and find new paths to explore.

Their blend of experiences, cultures, languages, skills and passions come together on the pages of 50 Carbs.

50 Carbos

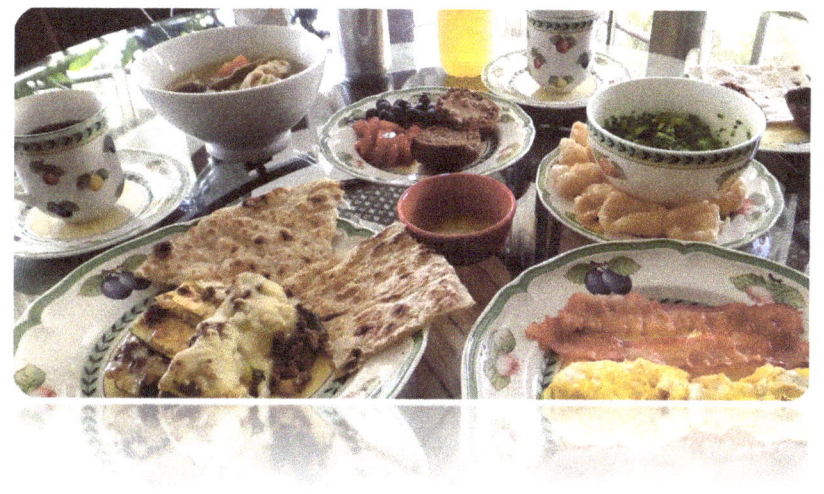

José Quintana

con

Michael Calderwood

En la portada: un ejemplo de un día de un menú de comidas y bocadillos que ofrecen deliciosa satisfacción - con 50 Carbos.

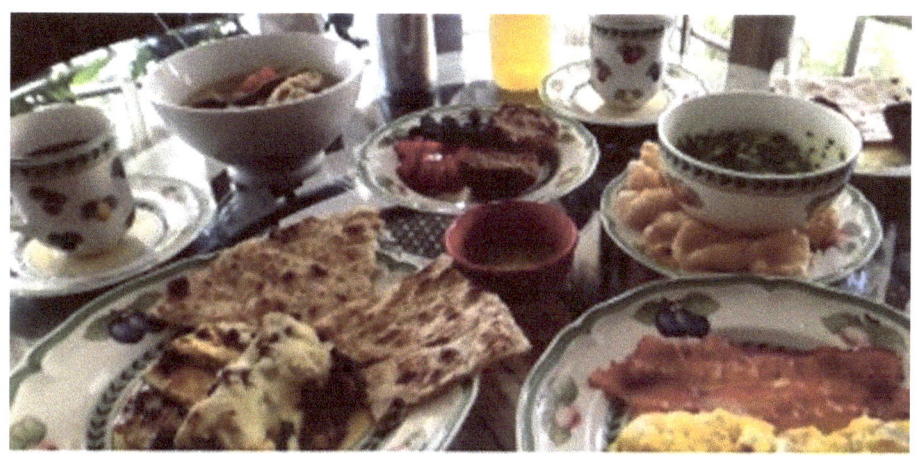

50 Carbs – tiene sentido!

Fher Olvera, líder de Maná Súper Estrellas Mexicanas, filántropo

"Ver su transformación y escuchar su historia es inspirador y me mostró que existen maneras de hacer cambios positivos en nuestra vida. Sé que hay muchas personas, amigos, familiares y aficionados por igual, que pueden encontrar ayuda, orientación e inspiración con la historia de Pepe. Con el aumento de la obesidad y la diabetes una de las preocupaciones de la salud mundial, el plan de los 50 carbohidratos que transformó mi amigo debe encontrar un lugar en cada casa, en todo el mundo."

Dr. Michael Marsh, Medico

"El planteamiento de los "50 Carb" tiene sentido común y va tras los principales obstáculos que son el hambre y las comidas aburridas, que causan que muchos bien intencionados regímenes dietéticos fallen. Este acertado, enfoque dirigido a la salud y a la dieta puede ser un gran plan de juego para todo aquel que esta luchando por hacerse cargo de su propia salud. Estoy tan satisfecho de ver el cambio en José y lo estaría igualmente de ver estos cambios en cada persona que sufre los tristes efectos de una dieta pobre."

Michael Calderwood, co-autor de 50 Carbs

Conocí a José primero en un momento de felicidad para ambos - cuando nuestros hijos se casaron! Rápidamente nos hicimos amigos y familia. Ambos amamos la Música y chistes malos - se puede decir que somos expertos en uno o en otro!

Cuando José inicio el viaje que se convirtió en 50 Carbs, Yo vi la fuerza real y determinación que fue impresionante e inspirador. Cuando el sugirió compartir su historia yo sabia que tenia que ser parte. Se convirtió en nuestra meta decir su historia de una manera que ofreciera ayuda e inspiración para aquellos que sufren de problemas debido a dietas pobres. Al final, 50 Carbs es la historia de José en busca de una dieta baja en "stress", sana y practica para manejar el peso.

50 Carbohidratos

50 CARBS

Diabetes. Presión arterial alta. Niveles de colesterol altos. Bajo de energía. Demasiado peso. Ropa grande. Falta de sueño. No son palabras felices que quieres escuchar cuando estás pensando en tu salud y sobre todo cuando muchos de ellas provienen de tu médico.

Estas fueron las palabras que describen en lo que yo me había convertido. Años de malos hábitos, mala información y malos hábitos alimenticios me dejaron en mal estado. Sólo tenía que abrir mi gabinete de medicina para ver los resultados de todo lo que estaba mal. Una gama de medicamentos destinados a frenar la marcha hacia el desastre. Que me ayudaron, pero aun así...

Estoy cansado de estar cansado. Ya estaba muy cansado de escuchar esas palabras. Estaba realmente cansado de mirar en mi gabinete de medicina. Ahora, lo podía cambiar por uno nuevo o podría limpiar el viejo. Comencé a hacer una buena elección!

Entrando en los 50 Carbohidratos. (redoble, por favor!)

Como podrás leer en este libro, hice una elección – tome mi salud bajo control y cambie las cosas que me hacían daño. Dedique un montón de tiempo y energía en investigar, experimentar y en última instancia diseñar un programa que ha sido la guía para mi salud, mi GPS personal. Yo sabía lo que me había causado perderme por el mundo de las dietas anteriormente, esta ves hice correcciones sensatas de rumbo que me han puesto en donde ahora estoy.

Estas son las palabras que mi médico me dijo después de mi último examen completo hace poco.

"José, espero que estés sentado… quiero leer tu libro!... Estos resultados son fantásticos. … Azúcar en la sangre, el colesterol, la presión arterial - abajo... Quiero que vuelvas, ya puedes dejar de tomar tus medicamentos. No creo que las necesiten más".

Por lo tanto, no más medicinas. Estoy tan delgado que tengo que pararme en el mismo lugar dos veces para proyectar mi sombra! En serio, estoy sano, feliz y listo para el siguiente acto en la gran historia de mi vida. Yo sinceramente creo que cualquier persona que quiera romper alguna conexión con esas "malas palabras", puede encontrar ayuda con el plan de los 50 carbohidratos. Por favor, tómalo hazlo tuyo. Vámonos!

Capitulo 1
Yo

En el alma, soy Músico.

Mis Primeros Días

La mayoría de mis recuerdos de la infancia se han borrado de mi mente. Yo era el más joven de 9 hermanos y hermanas. No recuerdo tener la percepción de que fuimos una familia muy unida. Casi todos salieron temprano de casa para hacer su propia vida. Hemos mantenido poco contacto entre nosotros.

De lo muy poco que yo sé, mi madre había tenido a mi primer hermano a la edad de 13 años. Ella había cumplido los 40 años cuando yo nací.

El estado de salud de mi madre era frágil. Su médico le aconsejó vivir a nivel del mar. Se mantuvo alejada de mí y por desgracia no tuve la oportunidad de verla mucho. El momento en que decidió venir y quedarse con nosotros sufrió un aneurisma y falleció.

Mi padre trabajó para el sistema ferroviario mexicano como "Jefe de estación". Pasábamos un par de años en una ciudad en algún estado del país y de pronto nos teníamos que mudar a otra ciudad, en otro estado. Todos mis hermanos y hermanas nacieron en distintas ciudades de México.

Una de mis hermanas me ayudó a crecer. Ella hizo lo que pudo pero tenía que realizar sus propios sueños. Ella era una pianista de música clásica. Aun la recuerdo practicando escalas o piezas clásicas en el piano por 10 horas al día. Durante todo el día el sonido de la música llenaba nuestra casa.

Yo

Un día su maestra me preguntó si me gustaría aprender a tocar el piano. Le dijo que sí! Fue entonces, que a la edad de cinco cuando descubrí mi pasión por la música. Desde entonces ha sido mi vida.

Mi primer recuerdo fue a la edad de 6 años. Me toco participar en un recital de música clásica (tocando música adecuada para mi edad) en la Sala Chopin" una prestigiosa sala de recitales en la Ciudad de México.

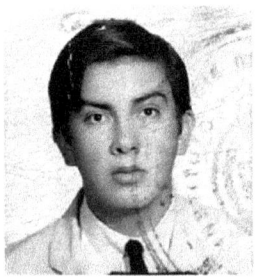

Yo, 12 años de edad

Unos años más tarde mi amado padre sucumbió a la diabetes. Esta enfermedad me siguió a lo largo de mi vida.

Por lo tanto, había perdido a mis padres muy joven. Yo tenía que encontrar una forma de ganarme la vida y una forma de realizar también mis sueños.

Música era ese sueño, por lo tanto, la música fue el camino que seguí.

Yo elegí el bajo como mi instrumento. Después de un comienzo difícil, empecé poco a poco a progresar y llegue a tocar con orquestas, grupos de Rock y grupos que copiaban los éxitos de la música popular del momento. También encontré trabajo en conciertos, sesiones de grabación, en programas de TV, salía también en giras - todo lo que tenía que ver con la música en vivo. Hacia mi vida como músico.

Los 60's

Me lo pasé de maravilla.

Uno de mis mejores recuerdos fue a los principios de los 60's. Yo a los 14 años de edad, era "fan" de una popular banda de rock en México llamada "Los Rebeldes del Rock." Estaban contratados para tocar en una importante boda en Mexicali (un viaje de tres días en autobús desde la Ciudad de México). Fui con un grupo de chicos a la estación de autobuses para desearles buen viaje.

El autobús estaba listo para partir, el bajista de la banda no llegaba y el autobús no podía esperar mas. El director del grupo sabía que yo tocaba el bajo y me invito a subirme al autobús y ser el bajista de la banda para ese evento.

Bueno, yo no tenía a nadie con quien reportarme, me subí al autobús sólo con la ropa que llevaba puesta. Antes de que yo pudiera llegar a mi asiento el autobús partió. Yo estaba en camino a Mexicali!

Llegamos a Mexicali un par de días antes del evento, por lo que decidimos ir a Tijuana a divertirnos, que en ese momento era considerada como la Meca de las bandas de rock mexicano. Había algunos clubes que contaban con muy buena música en vivo.

"Mike's", era uno de los clubes más populares. Cuando fuimos a conocer el lugar, el líder de la banda de la casa reconoció a nuestra banda y nos invitó a tocar una tanda o como dicen en México "echarnos un palomazo". La reacción fue tan fantástica que el propietario del lugar nos contrató por 3 meses.

Ciudad de México

Regresamos a la Ciudad de México 4 meses después. Poco después de mi regreso me uní a un grupo que tenía trabajo de planta en un cabaret tipo "vaudeville" llamado Terraza Casino. Nuestro trabajo era acompañar a todos los artistas que eran parte del espectáculo. El trabajo era un poco fuerte para un chico de 15 años, pero estar rodeado toda la noche por un montón de chicas en pequeños bikinis hacia que el trabajo no fuera tan doloroso. Aguante este trabajo durante más de un año! pobre de mí!!

De allí, me uní a una banda llamada "The Loud Jets" durante 8 años encontramos algunos trabajos decentes. En lugar de ser una banda de rock puro nos dedicamos a tocar música internacional.

Yo

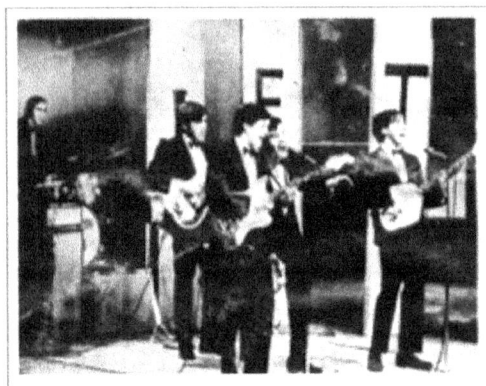

Los Loud Jets. José Quintana en el bajo, segundo de Izquierda.

¿He dicho que la pase muy bien? Tal vez no había mucho dinero, pero en el trabajo había grandes beneficios. Nos encantaban los contratos de "3 meses" o más en un resort de lujo en algún lugar del mundo. Siempre se nos permitió obtener buenos alojamientos, la comida era fabulosa, abundante y gratuita para la banda.

Durante los últimos 4 años de mi vida en México, aterrizamos un trabajo estable en el "Restaurante Del Lago", uno de los mejores restaurantes de la Ciudad de México. Me hice muy amigo del chef y cada noche me pasaba las más increíble cenas gourmet por debajo de la mesa.

Como se puede decir me hice muy mimado, especialmente en relación a la comida. Poco a poco mi estómago empezó a crecer, pero era imposible para mí decir que no a estos manjares.

Si tuviera que decidir entre una cintura esbelta o una magnífica comida, siempre escogía la comida.

Con Destino a Los Ángeles

1970 - 1980

Me mudé a los Estados Unidos a finales de los años 70's. Después de un comienzo muy sufrido que duró poco más de un año, de pronto las cosas empezaron a mejoraron y mi carrera despegó rápidamente. Antes de que me diera cuenta ya estaba manejando las producciones y participando en algunos de los proyectos como Productor o Co-Productor de las principales estrellas de América Latina de esa época.

50 Carbohidratos

Además de las cosas creativas, la descripción de mi trabajo consistía también en atender a los artistas mientras estaban en Los Ángeles grabando. Todas estas estrellas de México, España, Argentina, Miami y otros lugares venían a grabar sus discos conmigo durante 1 a 4 meses.

Algunos de ellos nunca habían estado en L. A. tenía que recibirlos en el aeropuerto y llevarlos a un hotel de 5 estrellas. Los acompañaba casi siempre a tomar sus alimentos en restaurantes de buena clase (un buen momento para acercarme y revisar con ellos la agenda del día). Me pedían muy a menudo llevarlos a Disneylandia a donde fui más de 20 veces en 18 meses.

Debido a la altura de los artistas con quien trabajaba tenía que contratar estudios de primera clase. Estas magníficas instalaciones siempre tratan de hacer que la vida de sus clientes fuera lo más agradable posible y la comida era uno de los temas que siempre estuvo presente.

Llegábamos al estudio todos los días a las 10 de la mañana, siempre había una gran cesta esperándonos llena de pasteles, donas, frutas, quesos, panecillos, café, zumos, etc. etc..

Para las once ordenaba que nos trajeran café - vainilla lates, capuchinos, expresos…

Al mediodía el personal del estudio nos preguntaba qué íbamos a comer a la hora del almuerzo. Los estudios contaban con libros de menús de cientos de lugares, escogíamos la comida que queríamos y uno de los asistentes iba por ella. La orden podría ser cualquier cosa, desde un simple sándwich hasta un plato realmente elaborado (china, mexicana, italiana, filetes, costillas, patatas fritas, ensalada de papas, ensalada, batidos, tartas).

A eso de las 6 de la tarde el estudio horneaba galletas de chocolate para nosotros y así que enviábamos por más café a Starbucks.

A las diez de la noche cuando habíamos acabado nuestra sesión por el día y llegaba la hora de la cena, usualmente íbamos a uno de los clubes o restaurantes en Los Ángeles que estaban de moda.

Mis clientes siempre querían ir a los lugares más populares y generalmente ordenaban a lo grande. Después de todo era "gratis." Las compañías disqueras, pagaban los gastos de alimentación, alojamiento y entretenimiento mientras que estuvieran en la ciudad grabando (ah, los viejos tiempos!). La mayoría de los presupuestos de las súper estrellas eran sin límite, así que ¿por qué no aprovecharse? Nunca tuve problemas para obtener reembolsos por los gastos por parte de las compañías.

Esa era mi rutina diaria durante dos años. Ahora imagínate cuando yo tenía 2 o 3 proyectos que se sobreponían y tenía que comer doble! Toda esa fabulosa y rica comida que consumí empezó a crear una capa densa de grasa que se fue arraigando en mi cuerpo durante los siguientes 30 años.

También empezaba a anidarse mi diabetes.

50 Carbohidratos

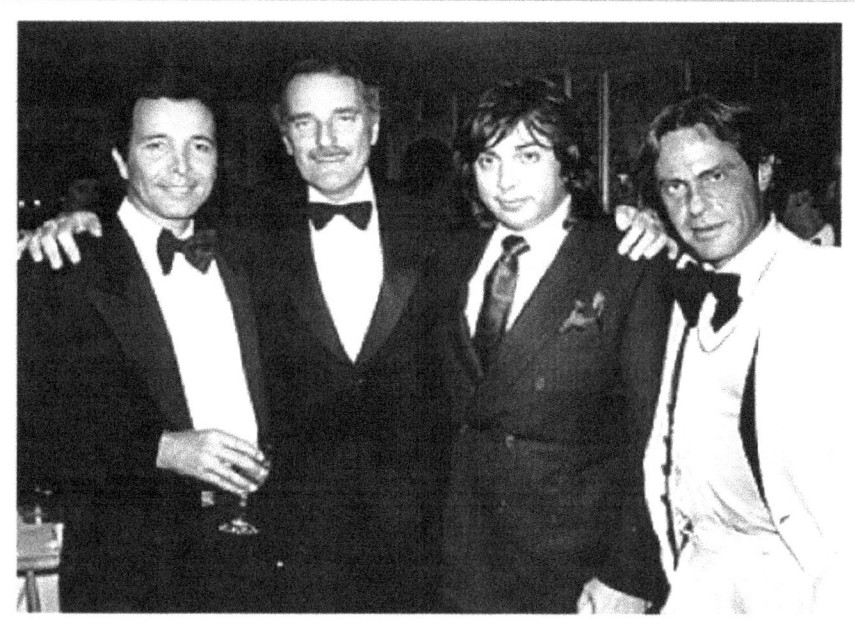

Los legendarios fundadores de A&M Records Herb Alpert y Jerry Moss con Jose Quintana y el compositor/musico Juan Carlos Calderon en la fiesta de celebration de los "Grammys" en 1982
Photo courtesy of Sam Emerson

A&M Records

Durante los siguientes 8 años en la década de 1980 trabajé para una de las mayores y más exitosas compañías disqueras del mundo, A&M Records – dirigiendo a su División Latina. ¡Qué gran momento fue! Las fiestas de Navidad con más de 200 empleados en su sede en Los Ángeles eran legendarias. Con un costo de más de seis cifras, puedes estar seguro de que la comida era excepcionalmente buena.

Además de cuidar de la parte comercial de la división Latina, también me encargaba de buscar artistas para la compañía. Yo tenía una agenda muy ocupada con desayunos, almuerzos y cenas con artistas, directores, escritores, editores, abogados, productores, arreglistas y filiales internacionales. También tuve que hacer viajes frecuentes a la costa oriental, México, América del Sur, España e Italia. Tenía una tarjeta de crédito de la empresa para mis gastos. Me transportaba en limos, viajaba en primera clase y me alojaba en los mejores hoteles.

Yo

Es interesante ver cómo gran parte de mi negocio se llevó a cabo comiendo. Creo que patrocine más de 300 restaurantes en Los Ángeles en los fabulosos 80's. Era fácil encontrarme haciendo negocios todos los días en lugares como El Mamaison, The Palm, Ivy, el Sr. Chow, LeDome, Lawry's, Gardel, La Loggia, Muse, Au Petite, Le Boheme y Benihana entre otros muchos mas.

Cuando visitaba a nuestros filiales en el extranjero siempre me trataron como a un rey, sabían de mi pasión por la buena comida y me agasajaban llevándome a comer a lugares verdaderamente especiales en Madrid, Barcelona, Buenos Aires, Río de Janeiro, Ciudad de México y Guadalajara.

No sé cómo empezar a describir algunos de los platillos que consumí durante este período. Lo que sí puedo decir con certeza es que hubo docenas de comidas que llevaron mi paladar al "éxtasis".

Muchas veces hice dieta en la década de los 80's. Tuve periodos en donde me deje ir y mi peso se disparó a más de 200 libras (95 kg). Pero a veces bajaba hasta 180 libras (81.5 kg). Era una batalla constante.

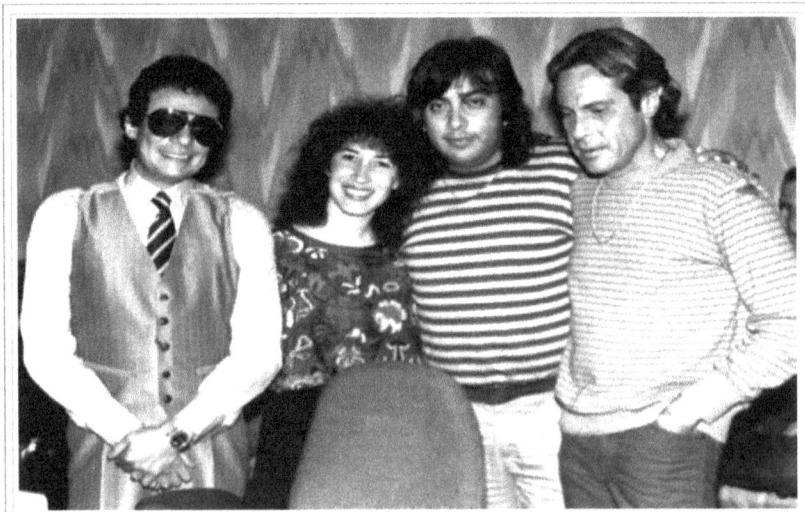

En sesión de grabación con Lani Hall, ganadora del Grammy por el mejor album Latino, con Jose Jose, Lani Hall, Jose Quintana y Juan Carlos Calderon. Jose Jose era considerado como el Frank Sinatra de esa epoca

Photo courtesy of Patty McKenna

La década de 1990

Los 90's. Una nueva década y un nuevo trabajo. Me mudé a Warner Music México, teniendo funciones similares a las de A&M Records. Las ventajas eran prácticamente las mismas. El trabajo requería un cambio importante. Necesitaba pasar 5 días a la semana en la Ciudad de México y los fines de semana en mi casa en Los Ángeles.

Así que ahora aquí estoy en la Ciudad de México, para mí el "paraíso de la comida". Esta mundialmente famosa comida es tan sabrosa que es realmente difícil de resistir. Además de los miles de restaurantes gourmet que hay en la ciudad, la comida de calle no puede ser superada por ninguna otra. Los tacos sudados de canasta, las taquerías, las fondas en los mercados, todo preparado con ingredientes frescos y algunos lugares abiertos 24/7. Así que comí hasta hartarme.

Más Cambios

Viajar a México cada semana durante 2 años se estaba volviendo demasiado pesado para mí, así que decidí salirme y probar la vida independiente como productor o director de producción.

Empecé inmediatamente a participar en las grabaciones en algunos proyectos importantes en donde los presupuestos eran ilimitados.

La grabación de un álbum tomaba un promedio de 3 meses. Algunos pasaron del millón de dólares de costo. Recuerdo haber aprobado pagos al estudio por más de $8000 en sólo órdenes de café Starbucks. Los cargos por las comida eran mucho más altos. La verdad nuestro personal de un promedio de ocho personas nos alimentamos muy bien, disfrutamos platillos de los mejores restaurantes de la zona de Hollywood.

De Costa a Costa

Un par de años más tarde me contrato Sony Latino con sede en Miami. Aunque mis responsabilidades era encontrar talento en la costa oeste de Estados Unidos también tenía que viajar a Miami un par de veces al mes.

Así como la auténtica comida mexicana esta destinada para complacer a los millones de consumidores mexicanos que viven en lo que se conoce como " Mex-America ", un cinturón que abarca la frontera con México desde California hasta Texas, con alimentos y productos que se encuentran fácilmente en las ciudades principales de esta zona.

En la Florida existe una tendencia similar, sólo que con comida cubana. Parece que les encanta el pan tanto como a mí! Hay un popular sándwich llamado "torta cubana" hechas con un pan cubano tostado (tipo baguette) untado con mantequilla, rellenos de jamón, queso suizo, pierna de cerdo y mostaza. También con este tipo de pan existen variaciones de este sándwich con carne de cerdo o de res.

Este fácil encontrar este pan cubano por doquiera, es muy popular para el desayuno. Le untan mantequilla, lo ponen en la tostadora panini y algunas veces le espolvorean azúcar y lo disfrutan con una tasa de uno de los diferentes cafés Cubanos que hay. Es una delicia y la mayoría del tiempo es más que suficiente para darnos esa sacudida que se necesita para empezar la mañana.

Hay un viejo restaurante cubano en Miami llamado "Versalles" que tiene un lugar especial en mi corazón por las comidas memorables que disfrute allí. Platillos como La Paella, Ropa Vieja, Zarzuela de mariscos, cerdo asado Estilo Cubano, Milanesa, Moros arroz (arroz y frijoles) y decenas de sabrosos platos de la carta. Sólo recordarlo se me hace agua la boca.

Miami es el lugar más cercano en Estados Unidos para conectar con todos los países de América del Norte, Central y del Sur. Hay cientos de restaurants fantásticos que ofrecen la gama completa de La Alta Cocina Latina - platos de Argentina, Perú, Chile, Colombia y Centroamérica. Muchos de estos platillos son simplemente espectaculares.

Cambio De Siglo

El cambio de siglo trajo algunos cambios radicales en mi vida. Nuevas tecnologías trajeron importantes cambios en la industria de la grabación que afectaron los ámbitos de los que yo dependía. El crecimiento de la piratería digital de la música contribuyo a la disminución del negocio que yo conocía y que fue parte de mi vida.

Todos aquellos sesiones de grabación de grandes presupuesto terminaron. No más tarjetas de crédito para absorber el costo de las comidas caras. Unos pocos ciclos de desempleo me empujaron a hacer algunos cambios; si quería seguir complaciendo a mi paladar tenía que aprender a preparar la comida que me gustaba. Empecé a preguntar y a aprender de personas que sabían cómo cocinar bien.

Durante este tiempo de transición me sentí bendecido de trabajar con Maná, una de las bandas más populares de América Latina en algunas de sus grabaciones que me llevaron lejos de casa por unos meses. Cuando llegaba el momento grabar la voz, casi siempre lo hacíamos en un sitio inspirador como en Puerto Vallarta en donde Técnicos

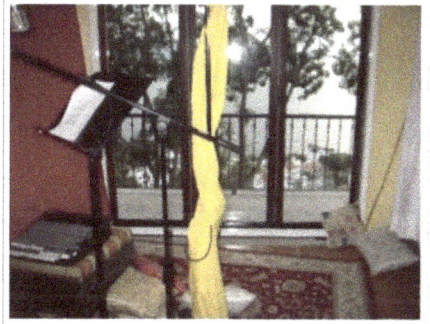

Capturando vocales inspirados

Profesionales nos instalaban un estudio de grabación para esto.

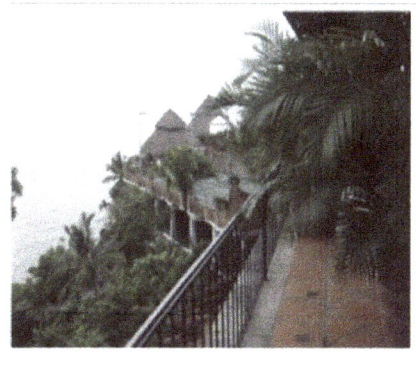

La vista desde el balcon

Alquilábamos una villa en las colinas, con una vista espectacular de la costa para motivar la musa de la inspiración. La casas contaban con personal profesional para la atención de sus clientes, era un equipo tan eficiente que incluía hasta chefs que nos preparaban desayuno, almuerzo, cena y bocadillos durante todo el día para 4 personas.

Lecciones Aprendidas

Recuerdo que una de esas sesiones de grabación que hicimos en 2010. Teníamos un chef llamado Julio que era increíblemente talentoso. Cada día nos sorprendía con la comida más increíble con una presentación digna de un libro de cocina. Como disfrute cada comida que nos preparó.

Julio y yo nos convertimos en buenos amigos. Sabía que yo tenía curiosidad sobre la cocina y que quería aprender a preparar comida decente en casa. Gustoso compartió algunas de sus conocimientos en la cocina conmigo.

Julio me dio buenos consejos y me enseñó muchas cosas básicas para cocinar. Fui al mercado con él unas cuantas veces para escoger los ingredientes para platos que iba a preparar ese día. Viéndolo buscar en las pilas de frutas y verduras me enseñó a no dejarme engañar por el producto más grande del montón, sino más bien elegir tamaño normal. Me dijo que los productos de mayor tamaño pueden parecer buenos, pero el sabor a menudo queda diluido.

Uno de los principales factores para hacer que un plato tenga un buen sabor es aprender el orden con que se tiran a la sartén. Por ejemplo, empieza tu guiso friendo la cebolla y el ajo, calienta aceite en la sartén. Una vez que esté caliente, primero echa la cebolla y fríela por un par de minutos. Agrega el ajo y déjalos cocinar juntos. Sazona con sal y la pimienta y antes de que el ajo se ponga marrón obscuro significa que están en su punto. Si deseas agregar más ingredientes, como zanahorias, tomates, apio y pimientos este es el momento de hacerlo. Echalos a la mezcla de la cebolla y el ajo y fríelos hasta que se estén cocidos, puedes darte cuenta cuándo esta fritura esta lista la cual puedes usar para enaltecer el sabor de tus salsas, carnes, sopas y verduras.

El siguiente consejo que me dio es bastante sencillo, pero absolutamente imprescindible. Date el tiempo suficiente para cocinar tus platillos. No te apresures. Cuando cocinas un filete no le des vueltas y vueltas; sólo voltealo una vez para cocinar el otro lado. Antes de servir déjalo descansar durante unos minutos. Haz lo mismo para tus guisos o postres.

No vuelta y vuelta - descanso!!

Otra lección importante fue aprender a usar los utensilios correctos y el uso de diferentes medios para cocinar para lograr el sabor, apariencia, textura y sabor que buscas.

Después de este "boot camp de cocina" llegue a casa listo para comenzar a crear deliciosa comida con mejor conocimiento acerca de cómo prepararla. Desde ese momento hasta la fecha el sabor de mis comidas ha crecido grandemente.

Consejos de Julio

- *Ten la precaución de elegir la mejor, no las frutas o verduras más grandes*
- *Echa los sabores en el momento justo, en el orden correcto*
- *No vueltas y vueltas! Uno y listo!*
- *Deja que la carne descanse.*
- *Ollas y sartenes - utiliza las herramientas adecuadas para el trabajo*
- *Utiliza diferentes métodos para diferentes comidas.*
- *No tengas miedo a experimentar nuevos sabores.*

Increíble Fiestas de Julio

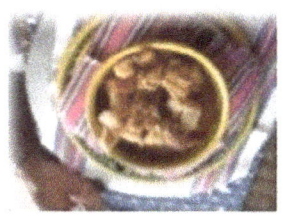 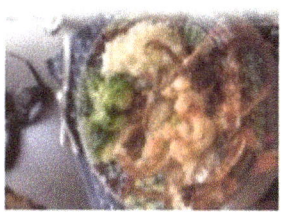 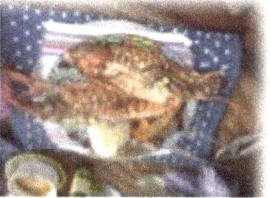

Paraiso de mariscos, con camarones, langosta y magia!

Todavía Sigo Aprendiendo

Yo no pretendo ser un chef (o parecerlo). Lo que quiero decir es que aprendí como preparar mejor algunas de las comidas que me funcionaron y me dejaron muy satisfecho. Ellas son deliciosas, fácil, rápidas y económicas de preparar, utilize productos que están en mi despensa y son fáciles de encontrar en cualquier mercado.

Como te puedes imaginar, muchas de estas comidas no son conscientes de los carbohidratos; tenía en mi repertorio un montón de platillos como pastas, arroces, pastas y postres que por el momento los tengo que olvidar.

Así como mi carrera profesional en la música se iba desvaneciendo decidí utilizar el tiempo libre que tenía en mis manos para centrarme en el tema de los alimentos. Cocine todo tipo de platillos, lo bueno y malo es que tuve que comérmelos todos. No me extraña que mi peso se disparó a 210 libras, (95.25 kg)!

Cuando veo fotos mías de los últimos 6 años hasta antes de escribir este libro puedo ver mi ganancia progresiva de tamaño, especialmente los últimos 20 años. Hace seis meses cuando llegue en la báscula a la marca de 210-libras (95.25 kg)!, mi niño interior me dijo: "hasta aquí, para ya! es suficiente".

Capitulo 2
El Despertar

Hace doce años, fui diagnosticado con diabetes. Desde entonces, tomaba cuatro medicamentos diferentes, dos veces al día para el control de la enfermedad. Doce años, cuatro medicamentos, dos veces al día. (Esto era una gran cantidad de píldoras!).

Mi receta se surtía automáticamente cada tres meses. Un mes antes de empezar mi dieta, la farmacia me negó mis medicinas. El número de renovaciones había llegado a su tope y mi médico quería verme antes de renovarlas otra ves. Había pasado más de un año desde mi última visita y tenía que hacer una cita con el pronto.

Este hecho provocó una especie de temor en mí. Supe inmediatamente que lo primero que el médico me iba a hacerme era un examen físico completo que incluye la prueba A1C de sangre. Esta prueba puede pintar una imagen del tipo de alimentos que consumí en los últimos 3 meses. Funcionamiento del corazón, los niveles de colesterol y la presión arterial números, pueden contar la historia.

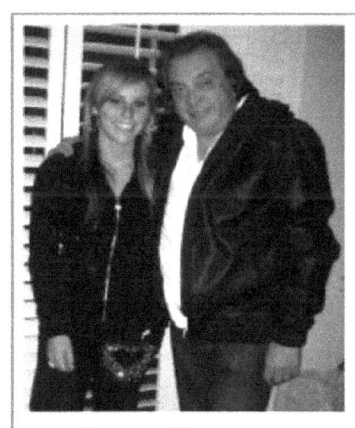
Jose y su hija en 2009

El estilo de vida que llevaba durante los último años antes de la visita al médico me hizo sentir que iba a tener problemas. Nunca fui muy responsable cuidando a mi cuerpo y estaba a punto de hacerle frente a la verdad que yo había estado evadiendo por muchos años.

En ese entonces yo estaba más pesado que nunca. Engorde hasta 210 libras. (95 kg) no había caminado durante años. Las lecturas de mi presión arterial, colesterol y niveles de glucosa estaban altos, así que obviamente esperaba resultados muy negativos.

Una semana más tarde llegaron los resultados. No tenía dudas de que iba a escuchar malas noticias y tenía miedo a escucharlas. Después de esperar un rato, por fin encontré un poco de coraje y llamé a mi médico para obtener los resultados. Estaba muy nervioso.

Me dejo muy contento al saber que los resultados no fueron tan malos como esperaba. Pero tampoco buenos, pero desde mi punto de vista yo tenía la firme convicción de que estaba en un lugar importante.

Si iba a tomar en serio cuidar a mi cuerpo abandonado, tenía que cambiar la ruta de mi vida en una forma más positiva, un estilo de vida más saludable y vivir mi vida de esta manera hasta el final para evadir los numerosos y terribles problemas médicos que se desarrollan con la diabetes. Tal vez esta acción podría extender mi vida unos años más.

Pero esto no tiene por qué ser así.

Es un hecho, la única manera para que cualquier persona pueda bajar de peso es a través del hambre. Hay que reducir drásticamente el consumo de alimentos a un nivel en donde el cuerpo para que funcione necesita utilizar la propia grasa que esta almacenada en el cuerpo El mismo principio se aplica a todas las dietas.

¿Qué es lo que hace que finalmente todas las dietas se estrellen? El hambre, la sensación de la depravación es quizá el mayor enemigo, seguida de pequeñas porciones de alimentos poco atractivos que tenemos que consumir. Luego viene la tortura de mantener el peso abajo sin subir en este desagradable estilo de vida. No es una tarea fácil. Una triste manera de vivir, pero este es el tipo de sacrificio que hay que hacer con el fin de poder disfrutar de una vida mejor.

Esto no tiene por qué ser así. Desarrolle este plan con el ojo puesto en la mira para que fuera un éxito en todos los frentes. Una vez más tengo que decir que en esta ocasión el viaje fue para mi amable y de poco estrés. Yo se que puede ser igual para ti.

Capitulo 3
Mi Cuerpo

MI CUERPO

Esta máquina, creada por los poderes celestiales, es la pieza más importante de mi ser. No puedo existir sin ella.

Esta preciosa máquina requiere mantenimiento permanente para que funcione correctamente. Manteniéndome esbelto me ayuda a que trabaje con menos estrés y dure más tiempo. La sensación de sentir a tu cuerpo funcionando bien es tan agradable - ¿qué mejor regalo puedes darte a ti mismo?

Piensa en un coche. Si le dan mantenimiento constante, servicio, y actualizan los fluidos cada vez que lo pide, este carro va a funcionar bien y es muy probable que dure mucho tiempo.

La supervisión de todos los niveles críticos, gas, aceite, refrigerante, líquido de frenos, presión de los neumáticos - le permite a tu técnico saber si algo necesita atención antes de que se convierta en un problema.

El cuerpo necesita el mismo nivel de atención.

En mi caso pasé muchos años ignorando totalmente las señales que mi cuerpo me enviaba. Tenía una panza grande en forma de pera, papada. El exceso de peso me causaba que roncara muy fuerte, lo que contribuyó a la falta de sueño (y cualquiera que estuviera cerca!). Estas señales fueron indicios de que mi cuerpo necesitaba ayuda. En vez de escuchar a estas señales, las ignore y permití que algunas de mis partes vitales se empezaran a dañar. Diagnosticado con diabetes hace más de diez años realza esta realidad. Las posibles consecuencias de esta enfermedad no podían seguir siendo ignoradas.

Intente muchas veces deshacerme cuando menos de una parte de mi gordura pero se convirtió en una tarea imposible.

Luego, un día (no hace mucho) me confronte a mí mismo. Y allí estaba yo, entrando en mis sesentas, la preocupación por mi salud sabia que mis años restantes se verían afectados por las terribles consecuencias de la diabetes. Yo tenía que hacer algo para cambiar la historia. Tenía que tomar las riendas de mi propia salud.

Y así lo hice.

Lo primero que tenía que hacer para controlar mi diabetes era perder peso. Reflexionando en qué me funcionó y qué no me funcionó en dietas anteriores, yo sabía que debía de tener un plan detallado de alimentación y un método confiable para su seguimiento y operación. Pasé días cuidadosamente experimentando con diferentes tipos de comida hasta que cree un plan que estuviera a la altura de la tarea.

Destino, acoplado con determinación y estrategia.

Yo sabía o creía que sabía, que perder 40 libras (18.14 kg) era absolutamente imposible para mí. Yo iba a ser feliz si pudiera perder 20 libras (9.07 kg), me daba seis meses para esto.

Esta vez todas las estrellas se alinearon para que yo pusiera en práctica mi plan. Todo cayó en su lugar rápidamente y me funciono tan bien que termine perdiendo más de 70 libras (31 kg) en cuarto meses! Un logro notable para cualquier persona de mi edad.

Siguiendo mi plan, fue como si de repente hubiera encontrado la llave que abría la puerta en donde se encontraba almacenada mi gordura. Ahora yo podía abrir esa puerta y bajar o subir de peso a mi antojo.

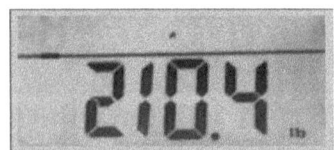 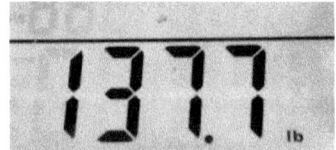

50 Carbohidratos

Fui de 210.4 (95 kg) a 137.7 libras (62.47 kg) - más de 70 libras (31 kg). Más de una cuarta parte de mi tamaño en tan sólo 120 días.

La verdadera bendición, que yo no esperaba - fue la comodidad con que hice este viaje. En lugar de viajar en "clase turista", me sentí como si estuviera volando en "primera clase". El viaje despego a la misma hora, la distancia fue la misma, el mismo aeroplano; este viaje, sin embargo, fue para mí amable y prácticamente libre de estrés. La mejor manera de aterrizar a donde yo quería llegar.

El cambio físico que he hecho en un periodo tan breve de tiempo fue tan radical que muchos de mis amigos no me reconocen. Ahora, cuando se dan cuenta que soy yo, los comentarios positivos acerca de mi nuevo aspecto no paran. Todos tienen el mismo comentario - "Es inspirador! " y todo el mundo quiere saber cómo lo hice.

Recuerdo los comentarios de uno de mis mejores amigos a quien no había visto en meses. Él dijo: "ahora veo la respuesta a preguntas importantes que tenía sobre cómo ayudar a algunos de mis seres queridos que están gordos. Yo creía que estaban condenados y ahora veo que hay esperanza porque "si Pepe (yo) lo hizo con su edad y estilo de vida, todo el mundo puede hacerlo".

Hoy no puedo más que sonreír cada ves que veo mi nuevo "look" en el espejo. Es perfecto para mi "psique" no ver mas lo poco halagador que eran las capas de grasa que cubrían mi cuerpo la mayor parte de mi vida adulta. Estoy encantado de haber descubierto el cuerpo que Dios diseño para mí. Una experiencia sublime.

Hoy el sentimiento de alegría ha invadido mi vida. mi cuerpo se siente bien. Todo mi sistema funciona ahora con menos estrés. Parece como si mi cuerpo estuviera de fiesta. Estoy feliz, estoy muy agradecido y estoy celebrando esta increíble sensación de éxito. Es un tipo especial de felicidad que sólo se logra con el producto de tu propio esfuerzo. Simplemente es mejor que un Rolex, un coche lujoso o un viaje a Europa. Es difícil describir la sensación con palabras, pero es muy profunda.

Aún sigo asombrado de lo fácil que fue para mí este corto viaje y los abrumadores resultados que obtuve.

Capitulo 4
Empezando el Viaje

LA NUEVA RUTA

Mi siguiente paso fue encontrar una dieta que me ayudará a afrontar mi enemigo número uno: EL HAMBRE! Yo sabía que aparecería en el camino, tratando de hacer que mi viaje fuera miserable. Si yo me había comprometido a mejorar mis números, tendría que hacerle frente, cara a cara y vencerlo cada vez.

En mis pasadas experiencias tratando de bajar de peso estaba muy familiarizado de como las dietas más populares funcionaban y que es lo que ofrecían. En mi mente las he clasificado en dos categorías - las dietas bajas en calorías y las dietas bajas en carbohidratos. Ambos regímenes funcionan muy bien; siempre y cuando sigas las reglas estrictamente.

Normalmente yo empezaba a perder peso poco a poco. Pero para alguien como yo a quien le encanta la comida con pasión, mi existencia pronto se convertiría en miseria y abandonaba las dietas. Hola otra vez al aumento de peso.

Me hice algunas preguntas difíciles de responder. Cual dieta podía seguir en esta ocasión? Cuál sería la menos severa? Cual podía soportar?

La dieta baja en calorías es algo más saludable que la dieta baja en carbohidratos, pero es más difícil para mí de resistir por más de un par de semanas. El consumo de alimentos es muy restringido y todos los ingredientes que proporcionan a los alimentos ese delicioso sabor de la "grasita" quedan fuera. Hola verduras crudas, adiós comida deliciosa!

La dieta baja en carbohidratos puede ser bastante severa. Después de unas semanas de comer mucha carne, empezaba a sentirme con asco y constipado. Las carnes eran el principal componente de alimento que llenaba mi plato, puede ser perjudicial si se consume en exceso. Me rendí con hacer mas dietas.

Después de valorar los pro y los contras de los dos sistemas, me decidí por la dieta baja en carbohidratos. A pesar de que fue hace más de diez años, mi experiencia con la dieta Atkins Diet^{TM} aún estaba fresca en mi mente. Sabía lo que podía esperar. Recuerdo que estuve practicándola por un tiempo y llegue a bajar hasta 180 libras (81.64 kg). Sentía que había conquistado una gran meta en mi vida. Poco después me salí de la dieta y antes de que lo supiera ya estaba de regreso donde empecé y algunos kilos de más...

Me rendí con las dietas, estaba convencido que este era mi destino. Había aceptado que me iba a quedarme gordo para siempre. Creía que no había nada que pudiera hacer al respecto. Las personas de mi edad ya no están para asumir este tipo de retos. Así que no hice nada, ni siquiera la actividad física básica que necesito para seguir moviéndome. Solamente me harte comiendo todo tipo de alimentos sin ningún tipo de restricciones. Me gusta la comida demasiado y mi fuerza de voluntad era muy débil.

Contemple la posibilidad de eliminar el exceso de peso con cirugías como "abdominoplastia", "lap band" o "liposucción". Estas operaciones no sólo son muy costosas y dolorosas pero la verdad no se enfocaban en mi problema principal que era la diabetes. Abandone esta idea y decidí buscarle a la "antiguita". Después de investigar y sopesar las ventajas y desventajas de las dos estrategias, me decidí por la dieta baja en carbohidratos combinada un poco con la de calorías.

Pero...
Cambie mi forma de pensar, en ves de enfocarme en bajar de peso, mi meta ahora era cuidar mi diabetes. Esa era la prioridad. Sabia que si lograba bajar mi glucosa automáticamente unas libras iban a desaparecer. Eso sería como "una cereza en el pastel". Esta simple decisión cambio las reglas del juego. Me quito del estrés de tratar de alcanzar un numero bajando de peso y en lugar me

concentre en sanar y esto cambio mi perspectiva psicológica y fui de estar temeroso a ser optimista. Aun es necesario confrontar y vencer el "hambre" y cambiar la manera de consumir los alimentos. Pero sentí que ahora si estaba listo para confrontar la música.

Capitulo 5
Organizándose

ORGANIZANDOSE

Me di cuenta de que si quería hacer este esfuerzo con éxito tendría que ser organizado y disciplinado. Necesitaba seguir de cerca mi concentración de glucosa. Durante mis días en la dieta Atkins trate de mantener registros, escribiendo los números en pedazos de papel (cuando me acordaba). Después de un tiempo la información se dispersaba por todos lados, diferentes trozos de papel con pedacitos de información, sin fecha, sin organizar, era inservible. Esta vez, quería mantener un exacto y detallado registro diario de los números de mi glucosa. Necesitaba una herramienta que me ayudara a lograr esto.

Busque en el internet una aplicación que me diera lo que necesitaba. Tenía que ser lo suficientemente potente como para convertir los datos que registraba en información útil y que fuera fácil de entender. Era necesario que fuera autónoma y portátil. No quería que se repitieran mis esfuerzos anteriores. Yo quería tener la aplicación en mis manos, que estuviera cerca de mí cuando estuviera comiendo. Como siempre traigo conmigo mi teléfono portátil, por lógica busque una aplicación que se funcionara en una plataforma móvil.

Encontré muchas aplicaciones (apps) que me permitían registrar mis alimentos diariamente y su valor en carbohidratos. Esta herramienta además de mantenerme informado sobre los carbohidratos también suman las calorías al mismo tiempo. También me permitía registrar los resultados del "piquete" diario en ayunas" para ver el progreso de los niveles de glucosa que como meta tenia que bajar de 150 mg a 100 mg o menos.

Me pasé un par de días familiarizándome con la "app" que elegí. La aplicación es muy intuitiva, aprendí a registrar y a interpretar los datos en unas horas. La aplicación está llena de información, hay más de 200.000 artículos alimenticios en el banco de información, al principio fue un poco confuso registrar con precisión los alimentos y porciones que consumía en cada comida. Es muy importante aprender a registrar las porciones exactas para obtener resultados precisos. La aplicación también tiene funciones adicionales que le sirven a otros importantes componentes de la salud al mismo tiempo. Voy a hablar de ellos un poco más adelante en el libro.

Yo estaba listo para comenzar. Tenía un objetivo claro. Tenía un plan de juego. Tenía una herramienta que me permitía seguir con precisión mis números de glucosa. Tenia una buena estrategia para llevar acabo la dieta. Yo estaba preparado para ganar.

Capitulo 6
Estrategia

EL PLAN

Una vez que entendí cómo negociar mi dote diario de carbohidratos, comenze a enfocarme en los ingredientes que usaba en cada comida. Mi objetivo era luchar contra el hambre alimentando constantemente a mi cuerpo con comida "sabrosa pero baja en carbohidratos" que encontraba fácilmente en cualquier mercado.

Prepare mis recetas usando productos que me gustaban, para que no se pasaran de carbohidratos media la cantidad exacta de las porciones. Utilizado técnicas que aprendí en la "Cocina Mexicana" pude incorporar algunos sabores con mas personalidad a mis comidas, se pueden lograr platillos deliciosos.

Hay muchos productos disponibles en los mercados que venden productos bajos en carbohidratos. Solamente piensa que te gustaría comer y probablemente lo puedes encontrar, hay de todo. Algunos son buenos, pero son caros. Yo no quería tener un gasto mayor cada semana y también quería incluir alimentos naturales y frescos en mi plan. Utilizo hasta la fecha algunos de esos productos, pero realmente me enfoque en intercambios creativos.

Tuve que reemplazar un par de productos de mi lista de favoritos como el pan, las tortillas, postres y algunos otros productos . Por fortuna hay muchos productos sustitutivos buenos y fáciles de encontrar que tienen buen sabor y son bajos en carbohidratos!

He aquí un ejemplo:

Un típico taco de carne asada Mexicano 2 tortillas chicas de maíz tiene 55 gramos de carbohidratos (2 tortillas chicas de maíz = 50 carbohidratos, el resto de los ingredientes son 5 gramos)

Sustituido por una tortilla grande bajas en carbohidratos, que tienen solamente un valor de 3 gramos. Este simple intercambio me salvó de la carga de 47 gramos de hidratos de carbono! Si utilizo una cucharada de salsa en lugar de dos, el número se reduce a un gramo. Por lo que una de mis comidas favoritas pasó a ser de 55 gramos a 8 gramos.

Ahora, los resultados finales no son exactamente igual al original, pero para mí son lo suficientemente parecido para disfrutar mi taco y seguir firme en mi plan.

Hay muchos más ejemplos como este. En un principio pensé que estando en "dieta" algunos de mis alimentos sería menos sabrosos. Pero siendo creativo con el uso de hierbas y especias fui capaz de encender el sabor.

Tenía que ir con cuidado eligiendo mis opciones de comida para el día. Tuve que renunciar o a usar sólo porciones muy pequeñas de algunos de mis guisos favoritos como los frijoles y el arroz. Un par de cucharadas de cada uno me cuesta ocho gramos de carbohidratos o más; imaginemos el costo de un tazón.

Esta estrategia fue mi principal arma en la lucha contra el hambre y merece un gran crédito por el éxito en mi viaje en perder peso. A diferencia de los dietas anteriores, esta vez mi cuerpo no experimento el hambre aguda, esta sensación me vuelve loco. En lugar de ello, mi estómago se sentía satisfecho la mayoría del tiempo.

Las ocasionales olas de hambre que sentí durante el programa son de las que yo calificaría como "tolerables". Nunca llego a un punto de ser "hambre extrema" cuando quería aliviar estos síntomas solo tenía que agarrar uno de los muchos tipos de guisos y bocadillos que había preparado por adelantado (y tenía cerca) para ayudar a aliviar el hambre y seguir enfocado en la dieta sin peligro. Es increíble cuantos opciones de productos sanos y delicioso existen, hay literalmente cientos.

Le puse mi pasión por la "Cocina Mexicana" a mis platos. Tuve que hacer algunos cambios en algunos de los ingredientes para mantener mi presupuesto de carbohidratos, pero aun así llegue preparar deliciosos platillos que me hacían sentirme como si no estuviera en dieta, envés este viaje estuvo lleno de comidas con buenos sabores, logre llegar al cuerpo mas esbelto que he tenido y más sano que en los últimos 30 años.

Capitulo 7
Carbohidratos

Que es un carbohidrato? Los carbohidratos (carbs) son uno de los tres componentes que tiene la comida que nuestro cuerpo transforma en energía y la utiliza para funcionar.

Los otros dos componentes son grasas y aminoácidos. Los carbohidratos se convierten en azúcar, las grasas en grasa y los aminoácidos ayudan en la creación de células nuevas.

Los carbohidratos de acuerdo a mí!

•Si deseas mantener tu peso actual, tienes que limitar tu consumo diario de carbohidratos a 80 gramos.

•Si deseas comenzar a perder peso a un ritmo moderado, tienes que limitar el consumo diario de carbohidratos a 50 gramos; o menos si es que quieres bajar de peso más rápido.

•Si quieres perder peso muy rápido, consume solamente 30 gramos o menos al día.

Después de experimentar con diferentes objetivos encontré que 50 gramos de carbohidratos al día eran perfectos para mí.

Estaba feliz de encontrar tantas y buenas comidas que podía cocinarme yo mismo. Ahora podía tener una comida decente y hacerle un seguimiento de los resultados con la ayuda de mi teléfono móvil inteligente (Smartphone) y la aplicación de diabetes.

Sentí por primera vez que tenía cierto control. No tenía más que adivinar. Tenía información en tiempo real que me decían en donde me encontraba en cualquier momento del día. Sabía que era algo muy poderoso para mi lucha en contra de mi enemigo - el hambre!

Las pocas veces que no seguí las reglas, la aplicación en mi teléfono me lo hacía saber. Si sobrepasaba mi presupuesto de carbohidratos, tomaba medidas inmediatamente para volver al plan. Las correcciones eran fáciles, y en el transcurso de un día o dos yo estaba de regreso. Sin tanto drama!

Calorías

Que es una caloría? caloría es una medida que se usa para saber la cantidad de energía que consumes a través de los alimentos.

Recuerda, me concentre en manejar mi ingestión de carbohidratos. Por supuesto las calorías juegan un papel muy importante en el control del peso corporal y no haciendo caso de ellas no es buena idea. Trato de mantener mi consumo diario de calorías por día en 1500. 1000 calorías sería lo ideal.

Me parece que este es el equilibrio perfecto de carbohidratos y calorías es como abrir dos grifos al mismo tiempo, obteniendo beneficios de ambos. Encuentro que puedo manejar mejor mi peso.

Pero repito una vez más, el objetivo principal y el énfasis de este plan está en los carbohidratos.

Capítulo 8
Herramientas!

HERRAMIENTAS CUENTAN!

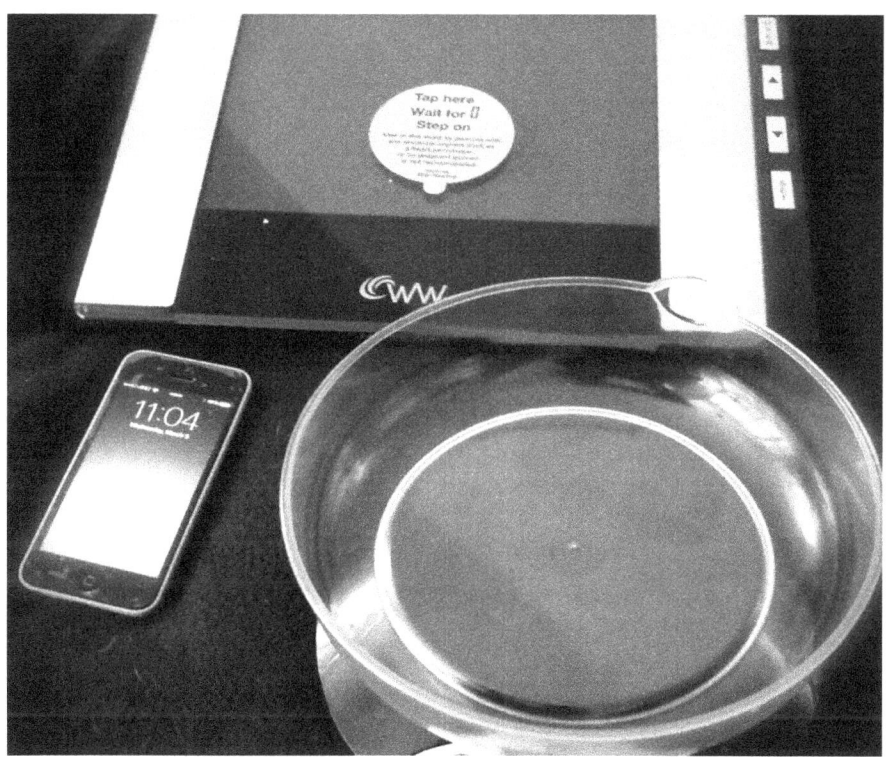

No puedo enfatizar suficientemente la importancia que tiene el registro preciso de los alimentos que comes. Los valores de los carbohidratos en cada comida, (incluyendo botanas) hay que darles un seguimiento estricto y debes de registrar en la aplicación todo lo que comes durante el día para llegar a tener éxito.

Herramientas

Para hacer mi arsenal más fuerte, he adquirido un par de herramientas. Estas son las armas más importantes que tengo. Sin ellos, el plan es casi imposible de navegar.

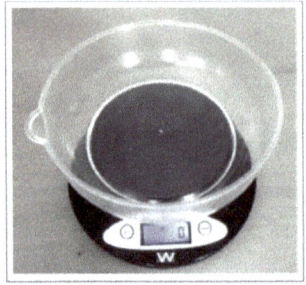

La primera de ellas es una **báscula de cocina** para medir de forma precisa las porciones que consumo en mis platos.

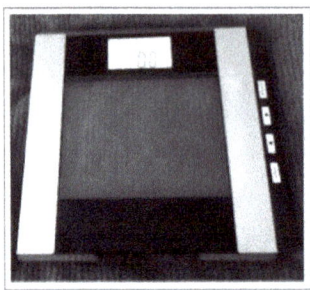

La segunda herramienta, lo que yo llamo "el juez definitivo"- es una **báscula de baño**. Me peso cada mañana para tener una visión realista de mi progreso.

La Aplicación

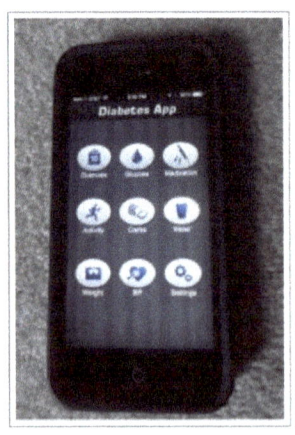

Encontrar una manera de mantener un seguimiento preciso de todos los factores claves del plan me llevaron a una aplicación en la que podía correr en mi teléfono móvil. Además de realizar un seguimiento de carbohidratos, tenía que enseñar otros factores claves para la salud, de forma clara y sencilla.

Para mi estrategia, me di cuenta de cuales de las características de la aplicación eran las más útiles para mí y que otras podrían ser útiles para mi progreso hacia mi meta.

En la pantalla de inicio de la aplicación se ven 9 botones. Sólo tienes que tocar el que deseas activar.

50 Carbohidratos

Los componentes que yo utilize están marcados **en negrita**.

Overview: aquí puedes ver los resultados en función de la información que introduzes en una de las pantallas.

Settings: aquí es donde se establece la aplicación para que responda a los valores que introduces para todas las funciones. Por ejemplo, ajuste aquí el límite de 50 carbs para mi plan.

Carbs: esta es la clave principal para el programa. Cuando se activa, tienes acceso a una amplia base de datos de los alimentos y sus valores en carbohidratos. Con más de 200.000 objetos, al principio fue un poco confuso registrar con precisión las porciones que consumía. Me tomó unos días aprender a usarlo correctamente.

Glucose: este es muy útil para las personas con diabetes que desean realizar un seguimiento de sus niveles de glucosa. Realizo la "prueba del piquete mañanero. El seguimiento en la aplicación me da la tranquilidad de saber diariamente que mi diabetes está bajo control.

Weight: éste es el juez más severo. La clave está en pesarte diariamente todas las mañanas, bajo las mismas condiciones. Registra tu peso en la aplicación después de ir al baño y antes de desayunar.

BP (Presión Arterial): Si deseas realizar el seguimiento de la presión arterial, introduce aquí la información.

Medication: Si desea realizar el seguimiento de los medicamentos que tomas aquí es el lugar para hacerlo. Yo no lo encontré útil en mi caso y lo deje en blanco.

Water: No vi el uso práctico para mi caso registrar cuantos vasos de agua bebo al día.

Activity: Si realizas ejercicios aquí es donde se introduce la rutina. A pesar de que yo camino un par de millas cinco días a la semana, llegue a la conclusión de que el ejercicio ligero es irrelevante para perder peso. Si aumento mi rutina de ejercicio, mi apetito aumenta considerablemente.

He aquí un rápido ejemplo de cómo usar la función Carb...

Cuando abro la sección de carbohidratos en mi teléfono móvil Smartphone, una barra azul aparece en la parte superior. Esta línea representa los 50 carbs que yo establecí en la aplicación.

Y así como cruzo a través del día, comiendo y registrando mi elección de alimentos, la barra azul comienza poco a poco a ponerse verde. Una vez que llegué a mi límite de carbohidratos, la barra verde se convierte en una sólida barra verde. Si sigo comiendo, la barra verde comienza a ponerse roja, indicando cuantos carbohidratos estoy consumiendo de más.

Me parece que es muy importante estudiar profundamente todas las funciones de esta sección en la aplicación. Es necesario familiarizare con la aplicación y registrar con precisión los alimentos que consumes. La exactitud de los resultados depende de la veracidad de estos registros.

Mi Aplicación Elegida

Como usuario del iPhone, busque en el internet, en la tienda de aplicaciones las "apps" que se destinan al tratamiento de la diabetes. Hay muchas muy buenas aplicaciones, algunas gratuitas, otras de ellas con un precio razonable.

Seleccione "La Diabetes App", la cual viene en dos versiones. Desde mi experiencia, ambas funcionan bien, la que es "gratuita" me da todas las características que utilizo en el plan 50 carbohidratos. Nuevamente, las principales funciones de seguimiento que busco en mi caso son:
- **Glucosa**
- **Carbohidratos**
- **Peso**

Le eche también un vistazo a la plataforma Android y encontré que hay varias aplicaciones que harían el mismo trabajo, aunque personalmente yo no uso la plataforma "Android".

Si quieres compartir tus actualizaciones o ver las actualizaciones de otras personas que administran su salud, hay varias aplicaciones populares que te dan este tipo de funcionalidad utilizando medios sociales/grupo de usuarios.

No tienes que ser diabético para utilizar estas aplicaciones. La clave está en reaccionar siempre de la misma manera, con cada comida, todos los días!

Capitulo 9
Las Primeras Semanas

LAS PRIMERAS SEMANAS

Las primeras semanas empezó con mi investigación de los carbohidratos de los alimentos que consumía habitualmente. Registre la información en mi aplicación incluyendo porciones lo mejor que pude.

LA ENCUESTA DICE...

Después de analizar los datos de las primeras semanas, me sorprendió saber que consumía un mínimo de 500 carbohidratos al día, Cómo podía ser?

Echemos un vistazo a un día típico.

Desayuno: aproximadamente 130 carbohidratos
- 3 Huevos revueltos
- 3 tiras de tocino
- Salsa (4 cucharas)
- 2 Rebanadas de pan agrio
- Mantequilla/mermelada
- Bizcocho
- Vaso de zumo de naranja
- 2 Tazas de café

Bocadillo de medio de día: aproximadamente 75 carbs.
- Trozo de bizcocho
- Mantequilla y mermelada
- Taza de café

Almuerzo: 150 carbohidratos aproximadamente.
- Hamburguesas o sándwiches
- Papas fritas

Bocadillo de media tarde: 75 carbohidratos aproximadamente.
- Galleta de chocolate, o una copa de helado, o fruta

Cena: aproximadamente 150 carbohidratos.
- Ensalada
- Pasta
- Albóndigas
- Pizza
- Pan

Botana antes de ir a la cama: 50 carbohidratos aproximadamente.
- Una bolsa de papas fritas o unas galletas

Sin duda esta dieta no me iba a funcionar! ¿Cómo podía recortar algunos de los carbohidratos a mis comidas regulares?

Me di cuenta de algo interesante. Las especias y las técnicas que se utilizan para darle mejor sabor a la comida sólo tenían un impacto moderado en carbohidratos. Así que pude añadirle a mi comida ingredientes que mejoraron mucho el sabor, convirtiendo cada una de mis comidas en una delicia!

Uno de mis primeros objetivos fue tratar de encontrar la perfecta asignación de números de carbohidratos para el día. El número necesitaba reflejar el nivel de hambre que podría aguantar sin sentirme incómodo.

Empecé por mi cuenta con 80 carbohidratos diarios.

Usando una pequeña báscula de cocina. Registraba el peso exacto las porciones de los alimentos para cocinar y la aplicación calcula automáticamente los carbohidratos.

Me di cuenta de que en 80 carbohidratos, mi nivel de hambre era prácticamente inexistentes y mi glucosa bajaba prácticamente nada. Un buen comienzo!

Baje mi meta a 70 carbs, una vez más, el hambre estaba bajo control.

Por lo tanto… Baje el número nuevamente, esta vez a 60 carbohidratos. Todavía me sentía bien y empezaba a ver mejores resultados.

Por último, probé el número de 50 carbohidratos al día. Llegué a la conclusión de que este era el número perfecto para mí. El consumo de alimentos me dejaban con un poco de apetito, pero era fácilmente soportable, nada en comparación con el nivel de hambre que aparece en la tercera o cuarta semanas de una dieta estricta.

Supe inmediatamente que esto era algo que podía soportar sin mayores traumas.

Mi plan se estaba formando. Estaba motivado, tenía algunas herramientas y buena información.

Si quieres mantener tu peso actual tienes que consumir alrededor de 70 o 80 carbs al día. Si quieres perder peso a un ritmo moderado tienes que consumir alrededor de 50 carbohidratos al día, y si quieres ir a una "dieta radical" de carbohidratos para bajar de peso rápido, Tienes que consumir alrededor de 30 carbohidratos al día.

Capitulo 10
Mi Nuevo Desayuno

MI NUEVO DESAYUNO

Es aquí donde empieza la negociación con los carbohidratos.

Empecé identificando los principales responsables que elevaban mis números. Me fui detrás de los productos sospechosos: 2 rebanadas de pan agrio, jalea, pan de dulce y jugo de naranja. Estos chicos malos representaban alrededor del 90% del total del conteo de carbohidratos de mi desayuno.

Yo sabía que podía comer los 3 huevos, el tocino y el café "gratis". Una cucharada de salsa le añade 1 carbohidrato. Pero la da a la comida un sabor mejor. Cambié el pan y la mermelada para las versiones bajas en carbohidratos.

Esto es lo que cambie.

- Sustituí las 2 rebanadas de pan agrio (60 gr. de carbs) por 1 rebanada de pan de multi grano (13 carbs). Este pan lo puedes substituir por otros panes que contienen muchos menos carbohidratos que el que yo usaba en ese tiempo.

* Después de tostarlo le untaba mantequilla, jalea libre de azúcar y lo espolvoreaba con un poco de nueces o piñones. Mmm .. Era delicioso!

- Elimine el bizcocho

- Elimine el zumo de naranja de mi dieta, no lo necesito.

Si tengo sed, tomo un té frío con sabor (como el diet Snapple de durazno) o me preparo un batido de fresas o moras con no más de 6 carbohidratos.

Si deseo algún tipo de pan para complementar mis huevos, tocino y salsa, uso la mitad de una tortilla baja en carbohidratos (3 gr.). A veces uso solamente una cuarta parte, o ahora mi nuevo y favorito pan es el "lavash" tiene buen sabor y hay algunas versiones muy bajas en carbohidratos.

Esto lleva a mi desayuno a un total de 15 g a 20 g. en lugar de 130 gr. (si uso pan lavash mi desayuno baja hasta solamente 5 carbohidratos) como resultado final quedo igual de satisfecho.

Así que este era el aspecto de mi nuevo plato para desayunar por unas semanas:

3 Huevos revueltos con 3 rebanadas de tocino, una rebanada de pan multigrano con mantequilla, tostado perfectamente, con mermelada libre de azúcar y espolvoreada con trocitos de alguna nuez. **Como despacio y disfruto el sabor de cada bocadillo.** Este tipo de comida me permite comenzar el día con el tanque lleno.

Hay miles de opciones de desayuno bajos en carbohidratos, muchos de ellos contienen una cantidad menor de carbohidratos que este ejemplo, pero este tipo de desayuno a mí me funcionó.

Siempre he amado al pan. Por lo que yo sabia en aquel momento, el pan de multigranos era la mejor manera de comer mi dosis diaria de una rebanada de pan normal (sin exagerar los carbohidratos) y sin tener la necesidad de salir a comprar un pan bajo en carbohidratos.

Sustituir el pan multigrano por un pan bajo en carbohidratos, bajaría mi desayuno a cuatro carbohidratos en lugar 15. Un aspecto que hay que tener en cuenta es el costo. Un pan bajo en carbohidratos es tres veces más caro que una barra de pan normal.

DESAYUNO	DESAYUNO NUEVO
3 Huevos revueltos	3 Huevos revueltos
3 tiras de tocino	3 tiras de tocino
Salsa (4 cucharas)	Salsa (1 cucharada)
2 Rebanadas de pan agrio	Low carb tortillas 1/2
Mantequilla	Mantequilla
alea de moras azules	Jalea de moras libre de azúcar
Pan de Dulce	1 Rodaja de tostadas de pan multigrano
Zumo de naranja	Té condimentado
Café	Café
128 Carbohidratos	**15 - 20 Carbohidratos**

Huevos revueltos Pepe's

En mi búsqueda para extraer el máximo sabor a los ingredientes que uso para preparar una comida y tener una agradable experiencia tome el clásico desayuno - huevos revueltos con tocino y pan tostado.

Esta es mi versión de esta llenadora y rápida comida con sólo dos carbohidratos por porción. Añádele dos carbohidratos más si le echas salsa.

Me parece importante que cuando llega la hora de comer me gusta que todos los ingredientes estén listos al mismo tiempo. A veces mientras esperas por uno de los ingredientes que se caliente los demás se enfrían y la experiencia no es la misma.

Mi Nuevo Desayuno

Ingredientes

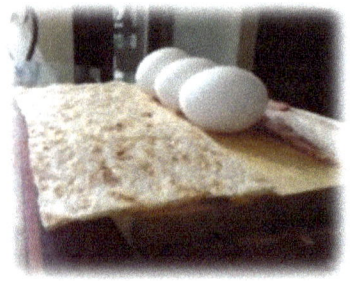

3 Huevos grandes
2 tiras de tocino
1 porción de Lavash
1 Cucharada aceite vegetal
    Sal y Pimienta

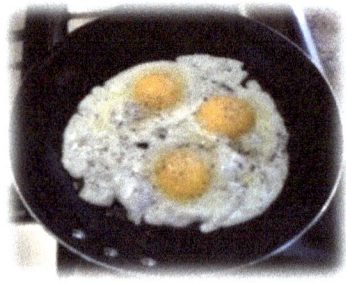

Calienta el aceite en un sartén de 12 pulgadas anti adherente. Una vez que está caliente, rompe los 3 huevos en el sartén, tal y como si fueras a preparar huevos estrellados. Añade sal y pimienta al gusto. Deja que la parte blanca (clara) se cocine, utiliza la espátula para abrir canales y hacer que las claras se cocinen primero antes que las yemas sin perturbarlas.

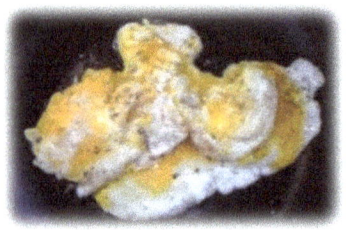

Una vez cocidas las claras, rompe las yemas y revuelve los huevos con la espátula. Sigue cocinando hasta que las yemas estén cocidas a tu gusto.

Mientras que los huevos se cocinan, cocina el tocino. Pon el lavash en la tostadora. Si te gusta el pan tostado crujiente (mi favorito) déjelo un ciclo complete en tu tostador o si desea que sólo este caliente, sácalo antes.

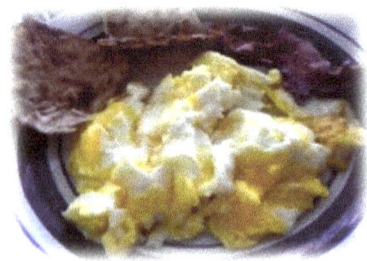

Este es, para mí la forma de obtener el máximo sabor de un huevo, me parece que la clara tiene poco sabor pero es importante para unir. Todo el sabor está en la yema. No me gustan mucho cuando quedan medio crudos, para mi gusto hay que cocinar la parte blanca del huevo primero y a romper la yema después y revolverlos. En mi opinión así se realza grandemente el sabor de los huevos revueltos.

Capitulo 11
Botanas

BOTANA DE MEDIA MAÑANA Y MEDIA TARDE

"Mi nombre es José, y me encantan las botanas.
Ya está, lo dije!

A las pocas horas después del desayuno y el almuerzo, mi cuerpo me llama y me dice: **"dame una botana!!!.**

Antes calmaba mi apetito con diferentes golosinas, un trozo de bizcocho, una galleta, un helado o una pieza de fruta (naranja, piña, manzana...). A veces me hacía un sándwich. Los bocadillos nunca fueron los mismos, pero una cosa ahora se: Consumía cuando menos alrededor de 50 hidratos de carbono "entre" cada comida.

Lamentablemente, la mayoría de las frutas que me encantan (mangos, higos, piña, manzanas, uvas, plátanos) son muy altos en carbohidratos. Una porción de 100 gramos contiene más de 30 gramos de hidratos de carbono.

Hay algunas frutas que tienen menos carbohidratos como son las moras, melones, sandías, melocotones, fresas y ciruelas. Una porción de 100 gramos contiene menos de 10 gr. de hidratos de carbono

Encontré un par de opciones que me ayudaron a controlar el hambre entre comidas y bajarlas de 50 carbohidratos a 10 carbs o menos.

Si estaba pensando en algo dulce me servía una taza de helado bajo en carbohidratos o me servía un plato con todo tipo de fresas, moras y crema batida aerosol. Si estaba motivado me preparaba este delicioso bocadillo, freía ligeramente la mitad de una tortilla baja en carbohidratos en mantequilla, le añadía fresas o moras, le untaba mermelada libre de azúcar y espolvoreaba unas cuantas nueces en la parte superior y quedaba algo así como una sabrosa crepa.

Si me apetecía algo salado, me servía una porción de humus con unos tallos de apio. Otras opciones podrían ser un trozo de queso, un pequeño trozo de pollo o un huevo hervido. Trato de no ir más de 8 carbohidratos.

GUACAMOLE JOSÉ

Esta es mi receta más célebre. No sé qué es lo que hace que la gente reaccione efusivamente. Después de la primera probada, hacen una cara graciosa y se ponen a bailar con un fuerte "Mmmmm...". Le gusta realmente a la gente.

El guacamole es una gran elección para picar entre horas (aunque no lo creas, puedes utilizar chicharrones de cerdo como "tortilla chips" si es que deseas permanecer en el modo low carb). También lo puedes usar como guarnición para complementar cualquier tipo de carne. El guacamole es una manera fresca, rica y saludable de agasajar a tu cuerpo con combustible de alta calidad. Una porción de 4 onzas tiene alrededor de cuatro hidratos de carbono.

La gente siempre me pide la receta y nunca se las he dado. Es muy sencilla de hacer y esta es la primera vez que voy a revelar mi obra maestra!

Botanas

INGREDIENTES

1 aguacate Has grande
1/4 De cebolla blanca o amarilla
1 diente de ajo
Un racimo de cilantro (si utilizas solamente las hojas es mejor)
El jugo de 1 limón grande
1/4 Taza aceite de oliva virgen
2 Chiles serranos para iniciar
1/2 Cucharadita de sal

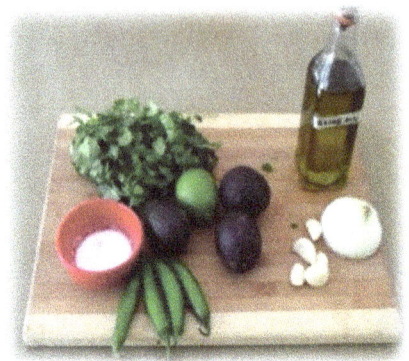

Este es un buen punto de partida. Si necesitas más sólo aumenta los ingredientes.

Echa todos los ingredientes menos el aguacate en el procesador de alimentos y muélelos hasta que la textura se vuelva tipo "pesto".

En este punto pruébalo y determina si le falta algo. Si esta demasiado seco ponle más aceite de oliva. Si no está lo suficientemente picante, puedes ponerle otro(s) chile serrano. Ponle más limón si es que está muy picante o si tiene demasiado ajo.

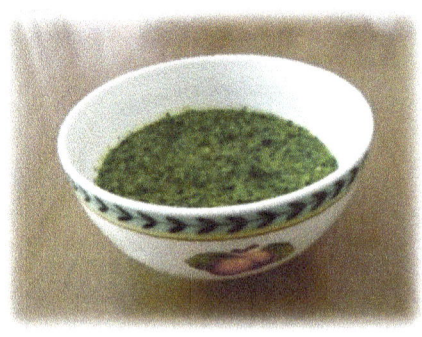

Si necesita más sal ponle más sal. Puedes seguir moliendo la mezcla una y otra vez en el procesador hasta que el sabor este perfecto.

Puedes preparar este "pesto" con un día de anticipación si es necesario. Sólo lo tienes que almacenar correctamente en tu refrigerador.

Cuando llega el momento de servirlo, corta el aguacate en pedazos pequeños y échalo en el pesto de guacamole, revuelve todo suavemente. DISFRUTALO!

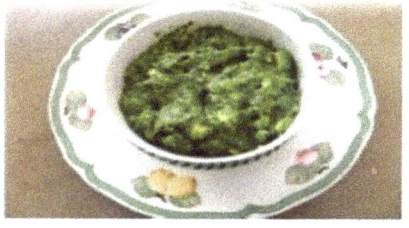 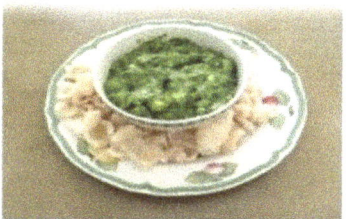

Jose's Guacamole. Usa chicharrones para darle un poco de crujido!

PAN DE LINAZA

Pan… mi comida favorita cuando estoy hambriento. Hay algo que sin él mis comidas se sienten incompletas. Siempre siento la necesidad de contar con un pedazo de pan o una tortilla para acompañar mis comidas. Es una pena que estén tan cargados de hidratos de carbono.

Recientemente he descubierto la harina de Linaza y sus increíbles propiedades. Si lees la información en la etiqueta en la parte lateral del paquete sabrás a lo que me refiero. Lo uso para hacer mis deliciosos panes "bajos en carbohidratos". La cantidad de carbohidratos que contiene una porción es prácticamente cero y el alto contenido en fibra ayuda enormemente para mantenerse regular.

Esta receta me permite satisfacer mi historia de amor con el pan sin romper el medidor de los carbs.

Con los mismos ingredientes, puedo hornear 3 diferentes tipos de panes. La única cosa que cambia son las charolas para hornear.

Botanas

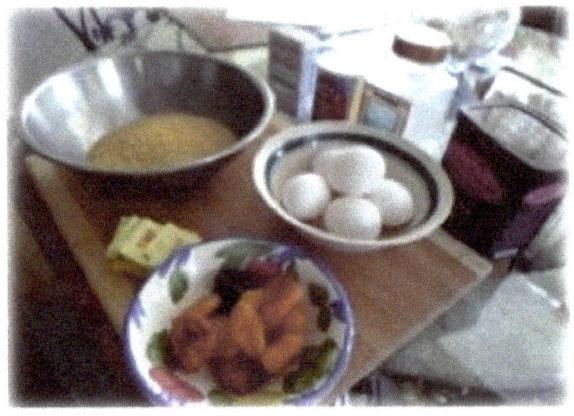

Ingredientes

Harina de linaza	2 Tazas
Polvo de hornear	1 Cucharada
Sal	1 Cucharada
Splenda	2 Cucharadas
Huevos	5 batidos
Aceite vegetal	1/3 De taza
Agua	1/2 Taza

Esta es la receta del pan básico utilizando sólo los ingredientes de arriba, una porción tiene menos de 1 gramo de carbohidratos. Aunque no es malo no hay nada demasiado excitante en el sabor, pero sirve muy bien para usarlo en sándwiches o en una comida donde el pan no es la estrella... mejora un poco si sazonas la masa con un poco de especias y hierbas.

Añadiendo los siguientes ingredientes hace que cada porción suba a 6 gramos o un poco mas, pero este pan se vuelve una delicia. Merece la pena para mí.

50 Carbohidratos

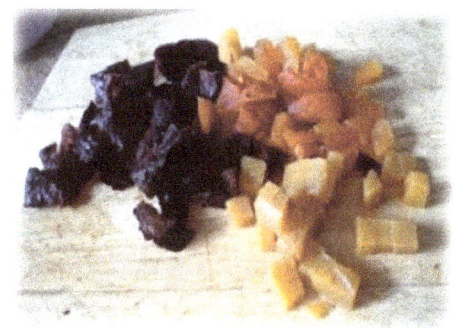

Frutos secos	60 Gr
Cacao en polvo sin azucarar	3 Cucharadas
Canela	1 Cucharada
Splenda	4 Cucharadas mas

Calienta el horno a 350 grados.

Pon todos los ingredientes secos en un recipiente y con una espátula mézclalos hasta que se todos los ingredientes se revuelvan de manera uniforme.

Corta la fruta seca en trozos pequeños y echa trozo por trozo al recipiente. Evitando que se agrupen.

Agrega el aceite, el agua y los huevos batidos. Mezcla todo suavemente, pero rápido con tu espátula hasta que todo esté mezclado de manera uniforme, formando una masa húmeda.

Sólo tienes alrededor de un minuto para mezclar la masa y hacer que se mantenga manejable.

Echa la mezcla en la bandeja que escogiste para hornear y ponlo en el horno a 350 grados de 25 a 30 minutos.

Una vez el pan horneado si deseas untarle una capa de crema de chocolate te recomiendo esta receta fácil.

8 Onzas queso crema batido
6 paquetes de Splenda
3 Cucharadas de cacao en polvo sin azúcar

Botanas

Bate todos los ingredientes bien a máquina o a mano hasta que agarre un color uniforme de chocolate. Está lista para ser untada en cualquiera de estos panes y sólo le agrega dos carbohidratos por porción.

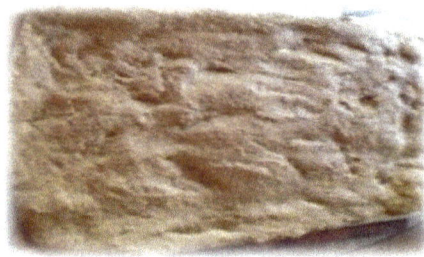

"Pan Focaccia Tipo" asada en bandeja de 1/2 hoja, recomendable para sándwiches!

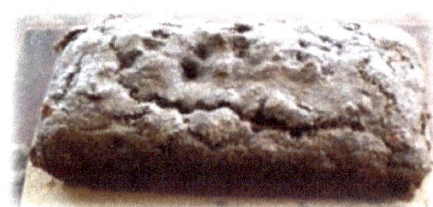

"Bizcocho" horneado en una bandeja para hornear pan o pasteles de carne molida.

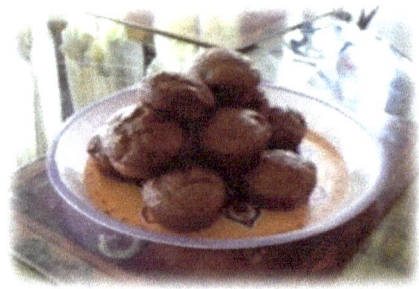

"Pastelitos" horneados en una bandeja para 12 pastelitos

Me encanta cortar estos deliciosos pastelitos por la mitad y ponerlos en la tostadora de pan por un ciclo. Me gusta comerlos con una buena taza de café. Ideal para el desayuno o bocadillo de media tarde.

SALSA VERDE CON AGUACATE

Ingredientes

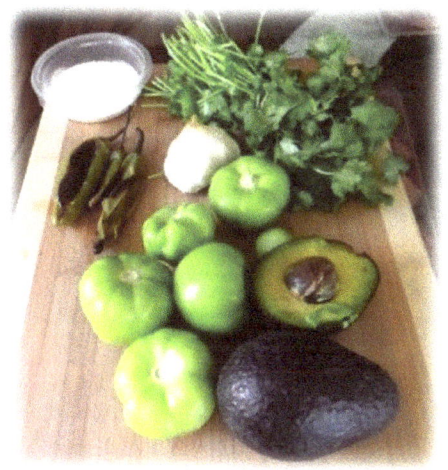

4 tomatillos sin cascara, lavados y cortado en trozos
1 diente de ajo grande
4 chiles serranos
1 racimo de cilantro picado
1 aguacate sin cascara y hueso, cortado en pedasitos
Sal

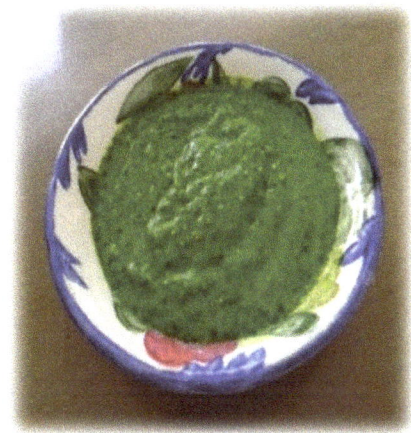

En la licuadora o procesador de alimentos, combina todos los ingredientes hasta que todo este molido, pruébalo y ponle lo que le falte, pon la mescla en un recipiente y disfrutalo.

Botanas

SALSA NEGRA

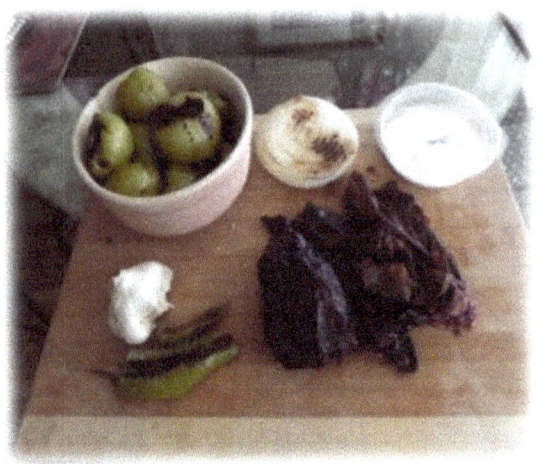

4 tomatillos asados cortado en trozos
4 dientes de ajo grandes
4 Chile pasilla y 4 chiles guajillo, asados, rehidratados en agua caliente por 30 minutos, sin semillas y cortados en trocitos
4 chiles serranos asados
1/3 cebolla asada
1/2 tasa de agua
Sal

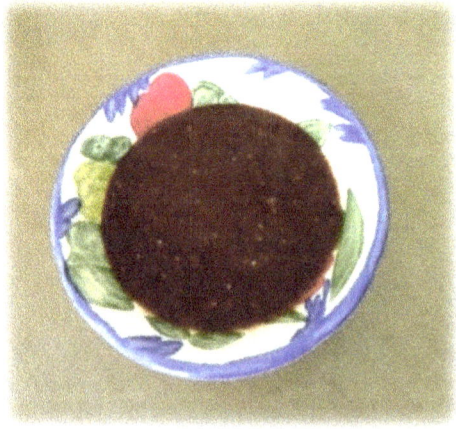

En la licuadora o procesador de alimentos, combina todos los ingredientes hasta que todo este molido, pruébalo y ponle lo que le falte, pon la mescla en un recipiente y disfrutalo.

Hay muchos bocadillos bajos en carbohidratos en los mercados especializados. Ahí encuentras desde galletas hasta pasteles - lo que se te antoje. Como he dicho antes hay que estar siempre dispuestos a pelear contra el hambre y pegarle duro en los cojones. Si puedes abastecer tu despensa con productos bajos en carbohidratos, hazlo.

Capitulo 12
Almuerzo y Cena

ALMUERZO

> El peor chiste.
> "Knock, knock."
> " ¿Quién es? ".
> "EL HAMBRE, y traigo puesto un protector de cojones!"

Después de pocas horas después del desayuno, mi cuerpo estaba listo para otra gran comida. Por lo general yo camino (ok, manejo) a un restaurant que tienen todo tipo de hamburguesas y sándwiches en el menú.

Mi elección siempre era una hamburguesa doble con patatas fritas, mucho cátsup y un pastelito de moras azules con helado de chocolate. Esta combinación tiene mas de 150 hidratos de carbono. Esto hace que mi conteo de carbohidratos se fuera a más del doble de mi presupuesto diario y estaba sólo a medio camino de mi día.

Mi Nuevo Almuerzo

Me di cuenta de que para permanecer en el programa de 50-carbohidratos al día, mi almuerzo le tenía que asignar solamente 10 hidratos de carbono en esta comida.

Podía comer cualquier tipo de carne (0 carbs), con una guarnición de guacamole o verduras a la brasas o una porción de humus (alrededor de 5 carbs). Añadiendo una tortilla baja en carbohidratos (3 gr.), si le buscaba mi almuerzo podría solamente tener 10 gramos de carbohidratos o menos en lugar 150 gramos.

Me despedí de mis amigos del restaurante de las hamburguesas y le dije hola a mi cocina. Comencé a preparar mí comida - almuerzo y cena por adelantado. Cocinaba lotes de sopas y guisos de cuatro a ocho porciones. Cada ingrediente era cuidadosamente calculado para hacer que cada porción tuviera no mas de 10 hidratos de carbono. Preparando mi comida en esta forma me permitió tener acceso inmediato y sano a comidas deliciosas.

Aquí está un ejemplo de lo fácil que es preparar y de disfrutar de buena comida.

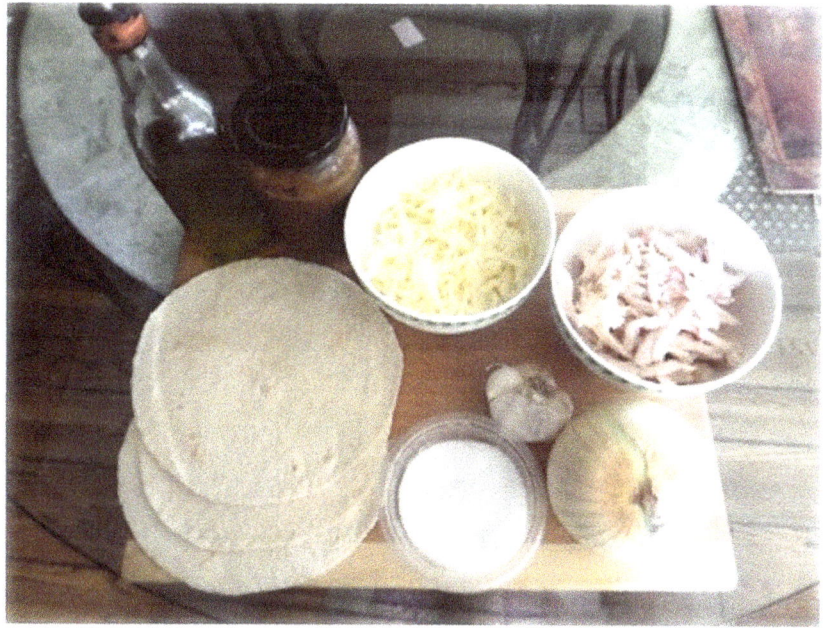

"Chilaquiles negros" cazuela
(4 Porciones)

- 4 Low carb tortillas cortadas en tiras y fritas
- 1 Mitad de pechuga de pollo desmenuzado, cocidos
- 1 taza de salsa negra (ver receta)
- Queso Monterey o mozzarella
- cebolla y ajo cortados en trocitos

La preparación de este plato es muy similar a la de "Lasaña".

Almuerzo y Cena

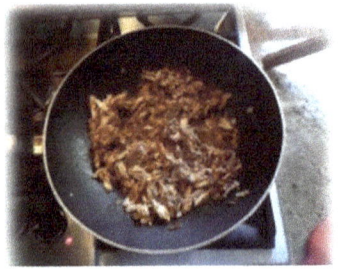

Ensambla la primera capa con la mitad de las tiras de las tortillas fritas, echa la 1/2 del pollo desmenuzado que antes fue frito con cebolla, ajo, salsa negra y ponle la 1/2 del queso mozzarella, construye una segunda capa con los mismos ingredientes.

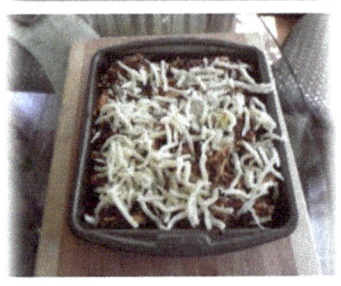

Calienta el horno a 350 grados y hornea la charola hasta que el queso se derrita por 20 minutos aproximadamente.

Cortala en cuatro partes iguales.

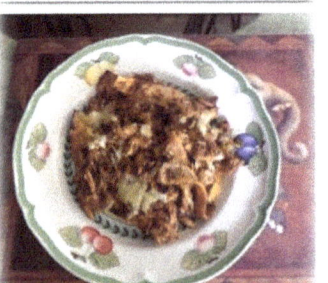

Normalmente yo me como una porción recién salida del horno y las otras tres las guardo en la nevera. Ahora tengo tres porciones de algo delicioso que ya está listo para comerse cada vez que lo necesito. Lo caliento en el microondas lentamente (50% de la potencia) por unos minutos y queda muy bien.

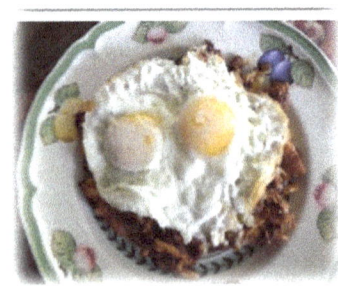

Si tengo mucha hambre, a veces le monto un par de huevos fritos encima. Este sigue siendo uno de mis platos favoritos y aun así su contenido es menos de 10 carbohidratos por porción.

50 Carbohidratos

Ensalada

¿Qué tal esta la ensalada? Una porción de una buena ensalada cargado con tomate, cebolla roja, queso feta, manzana, unos arándanos secos, rábanos, repollo rojo y el aguacate rociados con un poco de aderezo Ranch, Italiano o Griego contiene en total alrededor de 12 hidratos de carbono.

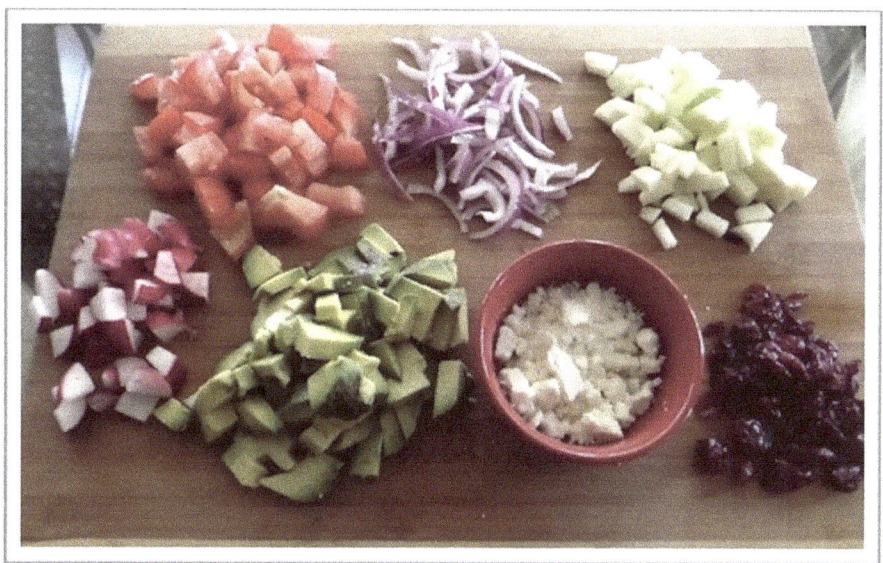

Añade cerca de 4 oz (120 gr) de pollo, bistec o una lata de atún y tienes una sana comida enfrente de ti. Te va a encantar. Tu cuerpo te lo agradecerá. Esta ensalada fácilmente se puede convertir en almuerzo o cena.

A quien no le gusta la LASAGNA???

Yo creo que la palabra "lasaña" significa decir "sí, por favor" en algún idioma. La amo tanto que tuve que hacerla parte mi vida. Así que decidí hacer unos pocos cambios y BOOM! - Aquí está! He sustituido la pasta por rodajas de calabaza y cada vez que la hago digo "Gracias, Amigo!".

Almuerzo y Cena

RECETA DE LASAÑA DE CALABASITAS CON CARNE

Esta es una receta muy sencilla que me preparo muy a menudo, muy parecida a la de los "chilaquiles negros" Es deliciosa, un plato bajo en carbohidratos preparado en lotes de cuatro u ocho porciones, con sólo seis gramos por porción, la puedes almacenar en tu refrigerador y es fácil de calentar en el microondas, si buscas comida instantánea aquí esta.

Ingredientes para una bandeja de 8 porciones

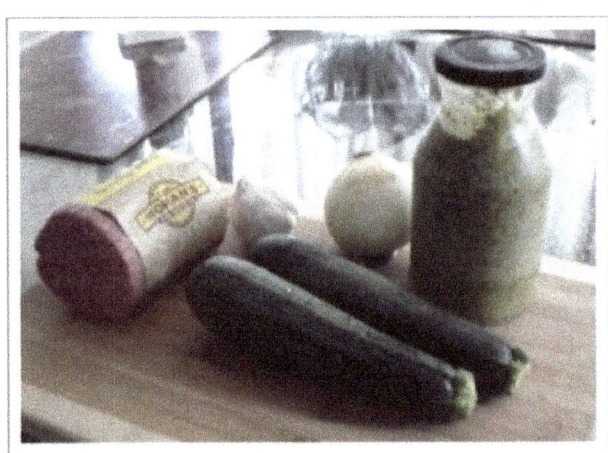

Carne molida	2 Libras (1 kilo)
Calabacitas	4 Frutas cortadas en rodajas horizontales
Cebolla amarilla	1 Pequeña
El ajo	4 dientes
Salsa (negra, verde o roja)	1 Taza
Sal y pimienta	Al gusto
Aceite vegetal	4 cucharadas
Queso Monterey o mozzarella	8 Onzas (200 gr.)

Poner el aceite a calentar en una sartén grande.

Corta la cebolla y el ajo en pequeños trozos, échalos en el sartén caliente y déjalos cocer por un par de minutos. Cuando la apetitosa fragancia del ajo y la cebolla invada tu cocina, justo antes de que

50 Carbohidratos

comience a ponerse marrón, indica que llego el momento de añadir la carne molida. Fríe todo junto, agrégale sal y pimienta al gusto, mezcla bien todos los ingredientes y déjalos cocinar hasta que estén listos.

Después de unos pocos minutos la carne suelta todos los jugos que están cargadas de sabor.

Continúa la cocción por unos minutos más para que los jugos se reduzcan un poco mas. Ahora es el momento de añadir la salsa.

Deja cocer todo junto por unos minutos más. Antes de que lo apagues, verifica que el sabor este bien y añade más especias si esto fuera necesario. Déjalos cocer hasta llegar a una consistencia espesa "no demasiado caldosa" para untarla como uno de los dos capas de la lasaña.

Mientras tanto corta las calabacitas en finas capas largas.

Antes de empezar a ensamblar las 3 capas en mi charola de 14" por 8", Como una idea de último minuto se me ocurrió agregarle lavash -

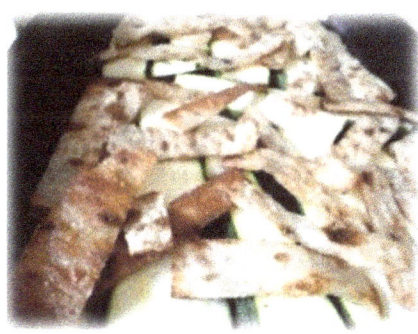

un delicioso pan Iraní muy bajo en carbohidratos, fácil de encontrar en mi mercado local. Corte el lavash en tiritas y lo freí para agregarle crujido a mi platillo y se convirtió en mi cuarta capa, agregándole solamente sólo 2 gr. más de carbohidratos por porción.

Fija la temperatura del horno a 350 grados, es el momento de hornear la lasaña.

Almuerzo y Cena

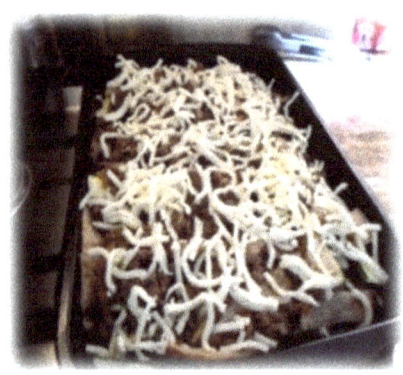

Divide todos los ingredientes en dos partes.
Cubre el fondo de la charola con la primera 1/2 de las calabacitas
Esparce la 1/2 de las tiras de lavash (opcional)
Esparce la 1/2 del ragú de la carne
Espolvorea la 1/2 del queso

Repite otra vez la capa y pon la bandeja en el horno a 350 grados por 25 minutos

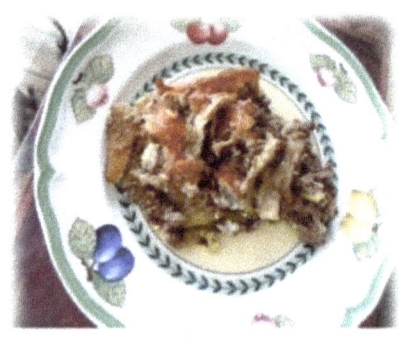

Servir
Una vez que este platillo se ha cocinado, déjala descansar unos minutos hasta que alcance la temperatura ambiente, corta la lasaña en ocho porciones con siete gramos de carbohidratos por porción aproximadamente.

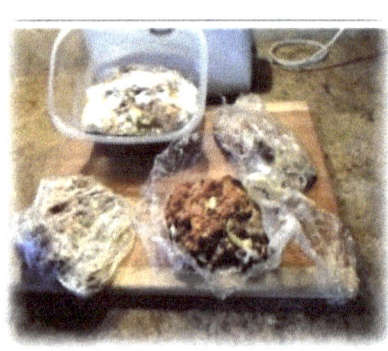

Almacenamiento
Envuelve individualmente las porciones en papel de plástico y almacénalas en un envase de plástico en el refrigerador.

Cuando estoy hambriento tomo uno de estos paquetes y lo caliento en el horno microondas durante cuatro minutos a 50% de la potencia.

Sácale partido a tu tiempo en la cocina.

Es de gran ayuda contar con lotes de cuatro, seis u ocho porciones de guisados, postres, sopas o verduras. Cuando tengo que comer y no tengo tiempo para cocinar, mi comida esta lista en menos de 10 minutos. Lo más importante, me siento protegido ya que estos lotes de comida son como las balas que necesito en mi batalla contra el hambre.

Capítulo 13
Ollas y Sartenes

LA HERRAMIENTA CORRECTA PARA EL TRABAJO

Recomiendo encarecidamente el uso de los utensilios adecuados para cocinar tus comidas. Lo cual mejora notablemente el sabor de la comida y el terminado tiene un aspecto mas apetitoso. Estas son algunas de las herramientas que uso para cocinar mis comidas.

SARTEN DE ACERO INOXIDABLE DE 12 PULGADAS

Mi sartén favorito para freír cualquier tipo de carne es un sartén de 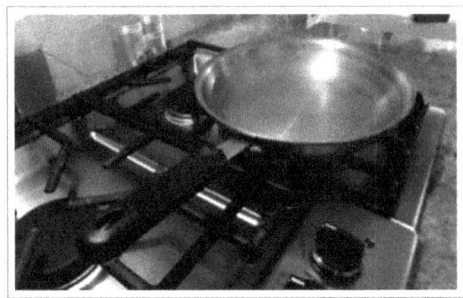 12 pulgadas de acero inoxidable. Lo utilizo para freír todo, desde salmón, chuletas de cerdo, pollo, carne de res, tocino y muchos más. Veo que muchos de los grandes chefs usan el mismo tipo de sartenes en restaurantes finos o en programas de televisión de cocina.

Tiene algo este sartén que hace que la comida y sobre todo la carne libere todos los sabores escondidos que guarda y la deja deliciosa. Sella el alimento de una manera que le deja una apetitosa costra externa. Después de levantar la carne de la sartén puedes raspar la parte inferior con algún líquido (vino, caldo de pollo) y allí tienes una deliciosa salsa delicada para tu platillo. Todos los deliciosos sabores terminan en tu plato y nada se desperdicia. A mí me hace sentir como si estuvieras comiendo en un restaurante de lujo. Al principio en un sartén nuevo la comida se pega pero después de unos cuantos usos, desarrolla un recubrimiento anti-adherente natural.

50 Carbohidratos

RECORDATORIO IMPORTANTE...
Recuerda que siempre hay que darse suficiente tiempo para cocinar sin prisa la comida, sobre todo carnes. No es bueno darles vueltas y vueltas.

Después de condimentar un filete con algún tipo de especias, cocino un lado por 5 minutos (dependiendo del grosor de la carne) para "término medio" y esta es la que se conoce como la cara de presentación.

Le doy la vuelta al otro lado y lo dejo freír un minuto menos que en el otro lado. Saco el filete del sartén y lo dejo descansar. Mientras tanto le tiro un chorrito de vino al sartén para despegar las costras que quedan en el fondo del sartén, se combinan con el sabor del vino (blanco si es pescado y rojo si es res) quedando una sabrosa salsa ligera pero llena de sabor que eleva la experiencia aun más. Este es un agasajo, sin usar muchos carbohidratos.

SIGUIENTE - LA PLANCHA DOBLE!

Mi siguiente sartén favorito es este sartén de plancha doble. Antes de descubrir el sartén de acero inoxidable este era mi "caballo".

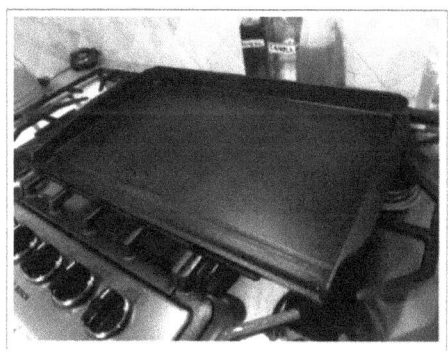

Me encanta el hecho de que yo pueda cocinar dos platillos al mismo tiempo en el comal. La pongo encima de dos de los quemadores de mi estufa. Se ajustan perfectamente y me da la opción de controlar el calor de cada lado independientemente. Este es el único tipo de sartén que me da texturas y sabores similares a los de los "restaurantes profesionales" pero en casa.

Puedo cocinar mi carne en uno de los dos lados y puedo cocinar otras cosas como cebollas, pimientos y patatas en el otro lado. Es genial para el desayuno, puedes cocinar huevos, panqueques, tocino, incluso quesadillas al mismo tiempo.

Me encanta hacer "tortillas sudadas" de esta forma. Tomo un filete de mi carne favorita, la salpico de especias y lo corto en pequeños trozos y lo tiro a la plancha. En el otro lado pongo algunos vegetales picados, pimientos, cebollas. Después de un par de minutos le pongo encima un par de tortillas para cubrir la carne mientras termina de cocerse y me aseguro de que la tortilla absorba algo de los jugos de la carne.

Pongo las tortillas sudadas en un plato, le echo carne y verduras, le agrego una cucharada de mi guacamole o salsa... wow!!.. No puedo decirte que maravilloso e intenso es el sabor de este bocadillo.

Es como irme al cielo cada vez que me siento a comer este sencillo manjar.

Esta comida aterriza en unos 70 carbohidratos por porción. Bajo el plan de los 50 carbohidratos puedo utilizar en vez de una tortilla regular, una tortilla baja en carbohidratos (o la mitad si quiero llenar más pronto el "cochinito" de los carbs). Lo relleno con vegetales que cocine en el otro lado y esta porción tiene menos de 10 carbohidratos.

Esta suculenta botana es para mí algunas veces almuerzo o cena y créeme, no me importa en lo absoluto.

Dile "hola" al poderoso Horno Holandés

No hay mejor método para cocinar lentamente los alimentos que hacerlo en esta olla.

50 Carbohidratos

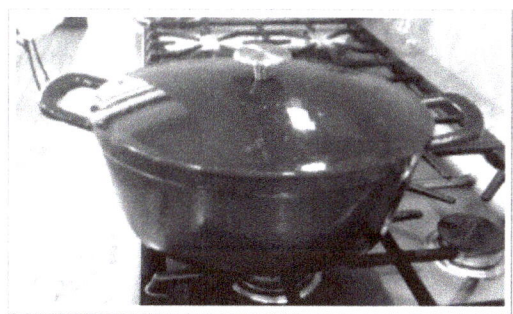

Platillos como la sopa de pollo y otro tipo de sopas, salsas y guisos son sólo algunos de los muchos platos que salen deliciosos en esta olla. La tapa es muy pesada y no permite que ningunos de los sabores se escapen. Todo se queda en el interior, donde deben de permanecer!

Sopa de pollo (6 porciones)

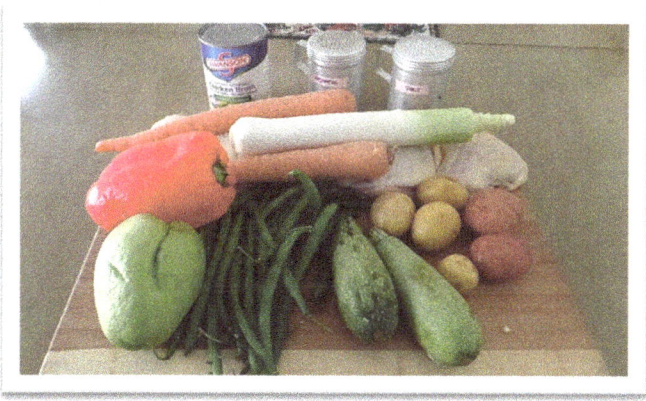

Ingredientes
6 Piezas de pollo (mejor con huesos y piel)
1 Puerro picado muy fino
2 Zanahorias picadas
2 Tallos de apio picados
1 Puñado de judías verdes
1 Pimiento rojo cortado
4 Tazas de caldo o consomé de pollo
Sal y pimienta al gusto
Siéntete libre de añadir más verduras como patatas, chayote,

calabaza, maíz, garbanzos si lo deseas.

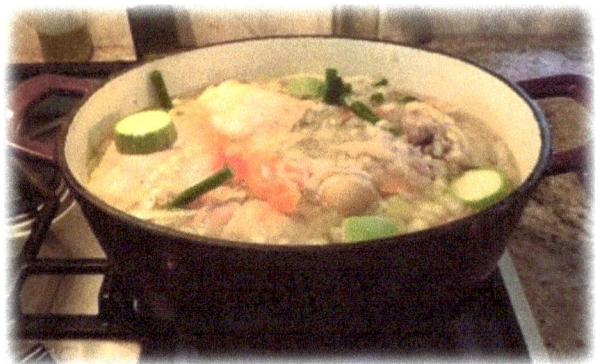

Echa todo junto en esta olla y ponla a hervir robustamente por un par de minutos, reduce la llama y déjalos cocer a fuego lento por lo menos una 1 hora.

Eso es todo! Calientito, delicioso y listo para comerse, perfecto para esos días fríos.

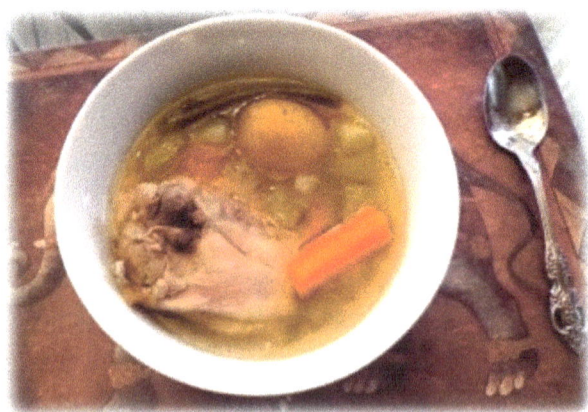

Según mis cálculos, un plato sopero grande con caldo de pollo con verduras y una pierna y muslo tiene aproximadamente 10 gramos de carbohidratos.

50 Carbohidratos

Pepper Steak

Este es otro favorito de la familia, perfectamente diseñado para el poderoso Horno Holandés.

Ingredientes

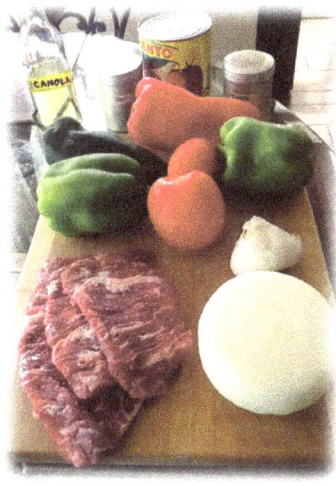

1 Libra (1/2) kilo) de carne cortada en trocitos
1/2 cebolla picada
4 Dientes de ajo picados
1 Pimiento verde cortado en trozos pequeños
1 Pimiento rojo cortado en trozos pequeños (opcional)
4 Chiles serranos picados en trozos pequeños
1 Lata de salsa de tomate
2 Tomates ciruela sin cascara (opcional)
Sal y pimienta al gusto

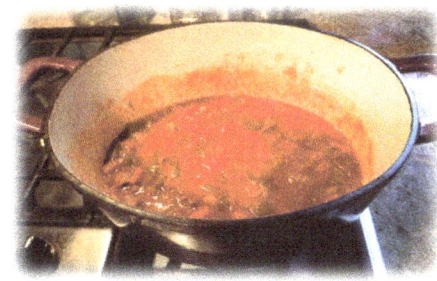

Comienza por freír las cebollas por un par de minutos. Agrega el ajo y déjalos cocinar juntos otro par de minutos. A continuación, añade los pimientos, déjalos cocinar durante unos minutos más. Ahora, agrega la carne y deja que todo se siga friendo hasta que la carne haya liberado todos los jugos. Añade la lata de la salsa de tomate y los tomates sin cascara. Cuando empiece a hervir baja la llama a fuego lento y déjalos que se cuezan al menos por 1 hora.

Ollas y Sartenes

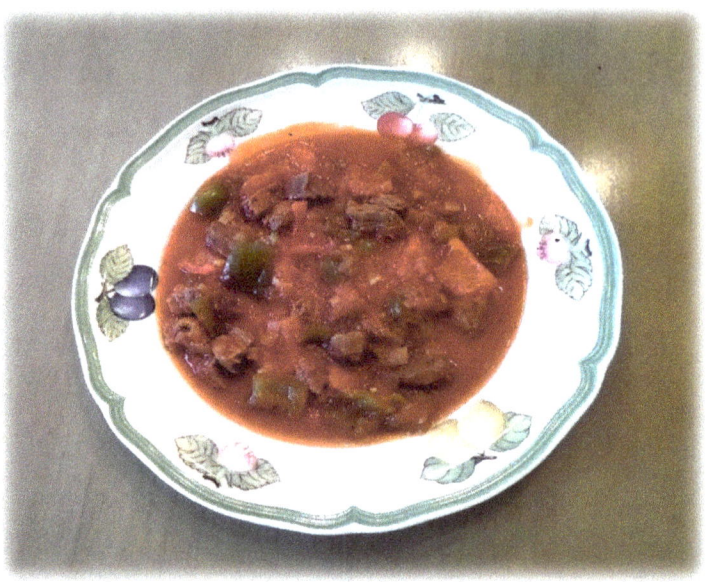

Sírvelo con pasión!

Capítulo 14
Fuera de Casa

CUANDO EN ROMA...

El viejo dicho "La casa es el castillo de un hombre " pudo haber sido aceptado hace tiempo, pero conozco a un montón de mujeres que dirían "no se puede José!" Estoy cambiando este dicho un poco y ahora es "la cocina es el fuerte de este hombre ". Dale tiempo - se pondrá de moda!

Tengo control sobre lo que sucede dentro y fuera de mi "fuerte". Pero, ¿qué sucede cuando me aventuro por otras tierras, donde los fuertes son diferentes y los alimentos son preparados de otra manera? Fiestas, restaurantes, reuniones familiares, festivales de música, incluso un viaje al centro comercial puede tener trampas y tentaciones ocultadas dirigidas a descarrilar mi vocación por el programa de los 50 Carbs.

Sin duda, mi fuerza de voluntad se pone a prueba.

Sigo algunas prácticas sensatas básicas para permanecer fiel a mi plan. Tengo que recordar alejarme del pan, salsas, pastas, pizza, arroz, frijoles, tortillas, papas, bebidas dulces, tortas, y algunas frutas. Tan sólo una porción de uno de estos productos puede llevarse todo mi presupuesto de carbohidratos de un día entero.

Cuando estoy comiendo en un restaurante busco ensamblar una comida decente en torno a 20 hidratos de carbono. Creo que no está nada mal cuando te encuentras fuera de tu dominio.

Miro a el menú y busco las opciones de carnes a las brasas o al horno. Pollo siempre hay. Pido una guarnición de verduras como bróculi, Coliflor, zanahorias, le añado sal, pimienta y algunas gotas de aceite de oliva, tabasco o 2 cucharas de salsa si tienen y listo.

Fuera de Casa

Para no sentirme privado, a veces cargo conmigo una porción de 8-pulgadas de lavash (Pan Iraní) plegada en una pequeña bolsa de plástico. Su aspecto y sabor es como el de una tortilla de harina cuadrada, muy sabrosa, acompaña perfectamente mi comida, mientras que cada porción sólo me cuesta 2 carbohidratos.

Ocasionalmente pido un bistec con una papa al horno, con sal, pimienta y mantequilla, me como solamente la mitad de la papa (14 carbohidratos). Muchas veces con solo una cuarta parte es suficiente(7 carbohidratos).

Para postre busco un plato de fruta con fresas, moras y crema batida (5 gramos).

Por lo tanto, si sabes cómo ordenar, una comida decente, común en la mayoría de los restaurantes la puedes ensamblar con 20 hidratos de carbono o menos. No hay sufrimiento aquí!

A veces me siento frente a un sándwich o hamburguesa como mi única opción. No hay problema. Reconstruyo esta comida. Primero separo toda la carne en el pan. Limpio el pan y lo cortó por la mitad. Desecho una mitad y vuelvo a ensamblar el sándwich de nuevo con la mitad del pan restante. Le regreso toda la carne al pan. Le pongo un poquito de los rellenos; generalmente escojo las verduras que no tengan muchos carbohidratos como lechuga, pimientos y aguacate (el relleno). Antes de que te des cuenta aquí tienes un sándwich que puedes comer! Si puedes hacer lo mismo con tan sólo una cuarta parte del pan, es aun mejor, te ahorras por lo menos ocho carbohidratos más.

Esto reduce los carbohidratos de mi sándwich de 50 a la mitad o a una cuarta parte. Y salgo del restaurante sintiendo que comí una hamburguesa ... sin trucos.

Desarrolle este tipo de alimentación basada en mi propio tipo de vida y alrededor de lo que estoy acostumbrado a comer. Yo creo que cualquiera puede hacer lo mismo y crear sus propios menús con los alimentos que están acostumbrados a comer. Sólo tienes que registrar lo que comes en la aplicación de tu teléfono. Investiga cuantos carbohidratos tienen los productos que usas. Están demasiado altos? Usa una parte menor, busca sustituirlo o eliminalo de tus opciones.

Aquí están algunas sugerencias adicionales que encontré durante mi búsqueda de cómo hacerle frente cuando hay que comer fuera

- Tienes idea de lo que el restaurante ofrece antes de ir?

- Internet - muchos lugares ponen sus menús en sus páginas web, junto con información acerca de las opciones que tienen para diferentes tipos de necesidades de comida.

- Buscar lugares que sirven comidas a la carta. Esto puede ayudarle a mezclar y combinar los alimentos que se adapten a tu plan de los 50 Carbs.

- Hazle saber a tu mesero de que estás siguiendo un plan bajo en carbohidratos. Restaurantes quieren que sus clientes tengan una buena experiencia y a menudo ellos hacen sugerencias y sustituciones en función de tus necesidades. Puede que esto no suceda siempre, especialmente en restaurantes que están siempre llenos, sigue adelante con la conversación.

- Evitar platillos preparados con salsas muy condimentadas o empanizados

- Evitar todo lo que este frito.

- Verduras frescas en lugar de patatas fritas.

- Las ensaladas se pueden convertir en deliciosas comidas cuando le agregas un poco de carne o pollo.

- Pide un omelet, lleno de verduras bajas en carbohidratos como las espinacas o champiñones.

- **Pon la canasta del pan en otra mesa!**

Fuera de Casa

Recuerde que el objetivo es crear un menú de 50 carbohidratos de comidas para el día con todos los ingredientes que has elegido para tu programa personal. Me pareció menos estresante saber lo que yo podía comer durante el día. Sólo intercambiaba mis opciones y hacía que cada día fuera un poco diferente.

Capitulo 15
Notas

SABOR SABOR SABOR

He notado algo interesante cuando me siento a comer la misma comida pero preparada de forma distinta. Una versión preparada normal (leer: aburrida!) y otro preparada con alguna chispas (leer - deliciosa). El plato normal a veces me deja con hambre y mi cuerpo pide comida más pronto.

El mismo plato cuando lo sazono con el sabor que dan las especias y condimentos agregándole muy pocos carbohidratos, hace que mi comida sea mucho más sabrosa y esto mantiene a mi cuerpo feliz por un tiempo más largo.

Me pillo utilizando los condimentos básicos como la sal, la pimienta, comino molido y especias picantes para agregarle a la comida un poco más de sabor. No hay nada mejor que la vieja amiga, la cebolla, los pimientos y el ajo son obligatorios en la mayor parte de mis comidas. chiles serranos, chiles secos, pimientos rojos y orégano están en la lista corta. Tengo varias mezclas de especias para untarlas en las carnes, mi preferida es la pasta que preparo para marinar las carnes echa con chile pasilla y chile guajillo, el famoso adobo que le agregan un increíble sabor ahumado a cualquier tipo de carne o pescado.

Para un giro dulce, toma un poco de endulzante artificial y unas gotas de jarabe de coco libre de azúcar y rocíeselo a frutas como melón, fresas y nectarinas. Sirve para cualquier fruta que no este del todo dulce o lo suficientemente madura, esto la convierte de buena a excelente.

MATEMÁTICA SIMPLE

Mi estrategia es consumir sólo 50 carbohidratos en un día. Fue esencial para mí familiarizarme con la "Diabetes App" y poder encontrar la manera más rápida y sencilla para registrar con precisión el contenido de mis comidas. Introduciendo las porciones correctas de comida en cada comida es el boleto ganador.

Para obtener mejores comidas mientras me encontraba adentro del programa de los 50 carbohidratos al día, aprendí a dividir las porciones y registrar el número correcto.

Por ejemplo, si quiero ponerle manzana a mi ensalada y utilizo sólo un trozo de la manzana, registro en la app. solo una rebanada (1/8 de una manzana) en el conteo de carbohidratos de la ensalada, no toda la manzana.

Una buena porción de ensalada puede ser construida con 12 hidratos de carbono. Si agrega 3.5 onzas (120 gramos) de cualquier tipo de carne a la misma ensalada, aquí tiene una sana y deliciosa comida que no le agrega mas hidratos de carbono a tu presupuesto.

PREPARATE

Me parece muy importante estar siempre preparados con alimentos que puedas comer inmediatamente.

Cuando me quedo atrapado con hambre sin mi comida especial, la lucha por lo general se hace mucho más difícil.

La mejor manera en que puedo describir la situación es como no tener balas para el arma que utilizas para luchar contra tu enemigo, EL HAMBRE. De repente, aparece y tú y tu fuerza de voluntad tienen una batalla real en las manos!

A menudo me cocino lotes de dos, cuatro o más porciones de alimentos como sopa de pollo, cazuelas, platos de carne y postres que se pueden envolver y guardar en mi nevera, listo para calentarse y servirse en cualquier momento. La belleza de esto es que siempre tengo comida deliciosa, con un valor aproximado de 10 carbohidratos por porción listo para servirse. Esto me da mucha seguridad; es como tener el arma perfecta a mi alcance cuando el enemigo, EL HAMBRE - aparece!

CARBO MONEDAS

He aprendido a preguntarme cada vez que me siento a comer: " ¿es necesario comerme todo lo que tengo en el plato que está enfrente de mí? ". Algunas veces me reto a dejar algo de la porción que está servida en mi plato. Muchas veces la mitad de una porción es suficiente para quedar satisfecho y así me ahorro la mitad de carbohidratos que tiene ese platillo. Todo lo que dejes en el plato cuenta a tu favor, entre más baje el consumo de carbohidratos más rápido el peso desaparece.

Comparo este ejercicio como cuando pongo las monedas que traigo en el bolsillo en una "cochinito". Antes de que me dé cuenta, el cochinito está lleno de monedas - con más de $100,00 dólares que los puedo gastar como yo quiera.

Este cochinito lleno de "carbohidratos sin utilizar" se acreditan hacia una pérdida de peso más rápido. Créeme, es un ejercicio divertido!

Tu no tiene que usar todos los carbohidratos en tu cuota durante el día. Si estas satisfecho - entonces estas satisfecho!

Capitulo 16
Prepárate Para Despegar

PREPÁRATE PARA DESPEGAR

Antes de despegar en el programa de los 50 Carbs, recuerda el concepto; vas a darle a tu cuerpo el enfoque y calidad de tiempo que necesita para estar en buena forma. Hazlo prioridad y vas a ser muy feliz con los resultados.

Piensa como un piloto que se prepara para un largo viaje. Antes de su despegue el avión debe de tener un destino a donde ir y un plan de vuelo para llegar a ese destino. Sabe que hay que hacer una serie de paradas para cargar combustible. Antes de que el avión despegue hay que inspeccionar el exterior, checa todos los instrumentos en el panel y se aseguras de llevar un kit de supervivencia en caso de emergencia. Está preparado.

Por lo tanto, vamos a hacer nuestro propio chequeo de pre - vuelo.

Destino

Descubre cual es el objetivo de tu primera parada. Utiliza la tabla de peso/altura que está aquí, busca el peso más alto para personas de tu tamaño y género en la tabla, ponte como tu primera meta alcanzar el número más alto para tu estatura en la tabla. Averigua cuánto peso necesitas bajar para llegar allí. Este es su primer destino.

Tabla de Peso y Altura por Género

La siguiente gráfica es una buena referencia que representa peso ideal y su rango de acuerdo a tu altura y tamaño de osamenta. Está dividido por géneros, las mujeres a la izquierda y los hombres a la derecha.

50 Carbohidratos

Height Ft. In.	WOMEN Frame Size			Height Ft. In.	MEN FrameSize		
	Small	Medium	Large		Small	Medium	Large
4'10"	102-111	109-121	118-131	5'2"	128-134	131-141	138-150
4'11"	103-113	111-123	120-134	5'3"	130-136	133-143	140-153
5'0"	104-115	113-126	122-137	5'4"	132-138	135-145	142-156
5'1"	106-118	115-129	125-140	5'5"	134-140	137-148	144-160
5'2	108-121	118-132	128-134	5'6"	136-142	139-151	146-164
5'3"	111-124	121-135	131-147	5'7"	138-145	142-154	149-168
5'4"	114-127	124-138	134-151	5'8"	140-148	145-157	152-176
5'5	117-130	127-141	137-155	5'9"	142-151	156-160	155-176
5'6"	120-133	130-144	140-159	5'10"	144-154	151-163	158-180
5'7"	123-136	133-144	143-163	5'11	146-157	154-166	161-184
5"8	126-139	135-150	146-167	6'0"	149-160	157-170	164-188
5'9"	129-142	139-153	149-170	6'1	152-164	160-174	168-192
5'10"	132-145	142-156	152-173	6'2"	155-168	165-178	172-197
5'11"	135-148	145-159	155-176	6'3"	158-172	167-182	176-202
6'0	138-151	148-162	158-176	6'4"	162-176	171-187	181-207

Así es como yo la tome. Mido 5'9" (1.75 mts). Las tablas dicen que si tú tienes una osamenta pequeña, tu peso debe estar entre 142 y 151 libras (de 64.5 a 68.5 kg). Para una osamenta mediana, el rango es de 155 a 160 libras (de 70 a 72.5 kg). Una osamenta grande tiene un rango de 155 - 176 libras (de 70 a 80 kg.).

Cuando empecé pesaba 210 libras (95 kg), así que mi primer objetivo fue llegar a 176 (80 kg.), una pérdida de 34 libras (15.5 kg.).

Segunda Parada

Llegue a mi primera meta bastante rápido y fácilmente, así que decidí seguir. ¿Por qué no? Tenía ya un sistema y sabía lo que me funcionaba. Para entonces encontré un montón de recetas nuevas y descubrí también algunas mías. - Siguiente parada, 160 libras (72.5 kg.)!

Destino Final

Ahora que llegue a la zona de las 140 libras (63.5 kg.), amo mi nuevo cuerpo, disfruto de nuevas libertades, disfruto nuevas delicias, amo la nueva energía que me da el haber logrado mi meta. Sigo manteniéndome fiel al plan y me he estacionado cómodamente en un peso que está en el extremo inferior de la tabla.

Checando los Instrumentos

Aplicación Smartphone - configurar, revisar y entender. Esto significa que:

- Sabes lo que cada pantalla hace
- Sabes cómo registrar la información necesaria
- Sabes lo que significa la información
- Saber qué hacer con la información

Báscula de baño - en su lugar y lista para la rutina de todas las mañanas.

- Despertar
- Ir al baño
- Pesarte en la escala

Crear una rutina consistente es importante. Obtendrás resultados más precisos y mejor lectura de las fluctuaciones en tu peso. Cada mañana pesate y registra los resultados en la aplicación. Toma fotos de la pantalla de la báscula a modo de recordatorio o como un estímulo.

Báscula de cocina - Funcionamiento entendido la pantalla es fácil de leer. Listo para usar cada vez que vas a cocinar.

Esta herramienta es muy útil para medir exactamente la cantidad exacta y peso de los ingredientes que piden las recetas. También es una gran herramienta para ayudarte mantener el conteo de las cantidades de carbohidratos - cuando se hacen lotes grandes.

Ollas y Sartenes - le puse mucha atención a la extracción de los sabores que tiene un producto. La olla o sartén que que se usa y el método de cocción es importante para lograr eso. Además de mejorar la el sabor, la presentación de la comida hace que esta experiencia sea aun mejor, al igual que cuando te sirven una comida en la sección de primera clase.

El combustible - El elemento más importante. Sin el no puedes ir a ninguna parte. En este punto tú has investigado y tienes una idea básica de los alimentos que vas a comer durante el viaje. Tiene un menú de algunos platillos que puedes preparar y disfrutar en tu viaje.

Prepárate por adelantado, empaqueta inteligente

Aparta en tu calendario unas horas un día a la semana para preparar tus lotes de alimentos conscientes de carbohidratos. Hazlos deliciosos! Refrigéralos y envuélvelos en papel de plástico para que puedas separarlos sin problema y cómerlos en casa o ponerlos en tu lunchera si es que vas a salir. Puede preparar todo tipo de platillos con anticipación; cosas como los pastelitos de linaza, guisos, panes, carnes, huevos duros…. Hay miles de recetas en el internet - las opciones son infinitas.

Esta acción puede ser la clave para denar un buen viaje en la reducción de peso.

Una vez que entiendas el funcionamiento de este plan podrás abrir y cerrar la puerta que controla tu peso a tu antojo. Esto es tener un poder maravilloso bajo tu comando.

Esto es posible con sólo analizar cada día los datos que registras en la aplicación. Si todos los números parecen correctos: genial. Si ves que tu peso se fue arriba ese día, mira lo que comiste el día anterior. Podrás identificar rápidamente lo qué te está causando el aumento. Tal vez las porciones son demasiado grandes, por lo tanto, la próxima vez usa menos o sustituye los ingredientes para bajar los carbohidratos.

Los carbohidratos y calorías - recordatorio.

Es muy curioso pero no sé porque algunos días mi peso disminuye más rápidamente que otros. Me di cuenta de que en los días en que yo podía mantener los carbohidratos en 50 y las calorías en 1000, mi peso caía más rápido. Como si mi cuerpo estuviera respondiendo a una dieta de carbohidratos y una dieta de calorías al mismo tiempo.

Sabemos que podemos comer tanta carne y tocino cuanto queramos, y el valor de los carbohidratos es cero. Sin embargo, el número de calorías se va al cielo! Usa tu sentido común!

Capitulo 17
Atajos

ATAJOS

Cuando empecé este increíble programa perdí muchos días tratando de entender lo que estaba pasando con mi cuerpo. Mi peso estaba cayendo a un ritmo increíble, me tomó unos días entender toda la información que estaba registrando. Una vez que agarre el ritmo fue fácil de manejar.

Mi cuerpo respondió muy bien a este tipo de dieta, más allá de lo imaginable. Mi peso disminuyo a un ritmo mucho más rápido de lo que esperaba. La forma en que prepare mi comida consciente de carbohidratos fue 100% satisfactoria y deliciosa e hizo fácil quedarme en el programa. Sigo preguntándome hasta la fecha "¿dónde está el truco?" hasta la fecha no lo he encontrado. No sé si a ti te molesta escuchar a las personas que aparecen a lo largo del día con comentarios halagadores acerca de tu nuevo "look". No tengo ningún problema con eso.

No puedo decirte lo maravillado que sigo estando de ver lo sencillo que es ahora abrir y cerrar la puerta donde habita mi gordura". No requiere de un gran esfuerzo o depravación de comida. La verdad estoy muy, muy asombrado.

He crecido cómodo con este nuevo estilo de vida, tanto que todavía sigo en el programa. Estoy pensando adoptarlo para toda mi vida. Todavía aunque ya no a diario llevo registros de mis comidas y de peso, me gusta saber mi posición. Hasta ahora todo va bien. He podido mantener mi peso en 140 libras (63.5 kg.) en los últimos seis meses sin quejas.

Cuando comencé a dominar el funcionamiento del programa, la primera cosa que le preste atención fue a identificar qué clase de alimentos con carbohidratos aceptables yo disfrutaba más. Adapté mis recetas alrededor de ellos. Había un montón de opciones de comida que me gusta. Soy consciente de que ni siquiera he arañado la superficie de los miles de alimentos que podría encajar dentro de los límites de los 50-carbs. Sólo tienes que buscar lo que te gusta, ser creativo y adapta tus comidas alrededor de ellos, prepara tus propias obras maestras con los carbohidratos controlados.

Yo sabía que si podía incluir buena comida en mi dieta en una forma inteligente y ordenada, mi estómago estaría casi satisfecho y mi cuerpo podría permanecer en este programa durante largos períodos de tiempo. Lo que quiero decir con la palabra "casi satisfecho" es controlar la inevitable presencia del hambre que todos tenemos que afrontar cuando estamos en una dieta con el fin de hacer desaparecer las libras o kilos. Lo cual puede ser más intensa cuando se trata de alcanzan los números más bajos para tu osamenta. Pero se puede!

LO QUE HA FUNCIONADO

Los dos requisitos más importantes que hicieron que "el Programa 50 carbs" funcionara para mí fueron compromiso y disciplina.

Compromiso: yo creo que la única manera de lograr el éxito en cualquier actividad en la vida es hacer un compromiso serio con la tarea. Si tú puedes probarle a tu universo que estás preparado para soportar cualquier sacrificio que se cruce en tu camino, por el tiempo que sea necesario hasta llegar a tu objetivo, al final tendrás éxito. Ese es el tipo de compromiso que hice con mi cuerpo.

Disciplina: Para mí, se trata de una combinación de concentración y determinación.

Éstas son las claves que el plan requirió de mi disciplina.

Cuenta todo

No dejes de ingresar cada día los datos de todas las comidas que ingieres durante el día.

Si no puedes registrarlos en ese momento, hazlo más tarde. Sólo registrando la información de la forma más precisa es posible saber, donde te encuentras. No se deben de alterar los números de carbohidratos de los productos que se consume por malos que sean, es como engañarse a uno mismo.

Se Organizado

Ser organizando es muy importante. Además de registrar la comida me pareció conveniente también registrar el horario de comida que estaba teniendo (desayuno, almuerzo, cena u otros).

Se inteligente y está preparado, no sólo con tu propia comida "consiente de carbs" si no que también tienes información a la mano para saber en donde se esconde el enemigo. Utiliza la información dentro de tu aplicación Smartphone para apoyarte a ganar la batalla del día.

Horarios

No comer nada después de las 7 PM.

Analizar y Comprender

Usando la sección de los carbohidratos en la aplicación, analizo los resultados de cada comida que he tenido durante el día. Esto me ayuda a planear cuantos carbohidratos puedo usar para mi próxima comida.

Crea una Rutina

Me peso todas las mañanas después del ir baño, vistiendo sólo mis calzoncillos. Registro mi peso bajo las mismas condiciones todos los días lo que me permite detectar las fluctuaciones de peso por más pequeñas que sean, para que sea mas fácil y ponga remedio a tiempo.

Haz Ajustes

Por lo general, cuando tu peso no está en movimiento después de una semana algo está mal en tu dieta. Compara los datos de los dos últimos días va a ser fácil encontrar al culpable.

Calorías

Algunos alimentos no muestran una gran cantidad de carbohidratos, pero el contenido de calorías es alto. Cuidado con los días en que superas las 1500 calorías. Demasiadas calorías en tu dieta podrían retrasar o detener tu progreso. El día ideal para mi es cuando he podido mantener mi consumo de carbohidratos en 50 o menos y la cantidad de calorías por debajo de 1000. Es como tener dos grifos abiertos al mismo tiempo.

Acercándote…

Como con cualquier dieta los últimos kilos son los más difíciles de eliminar y el peso baja a un ritmo más lento. Si eres paciente y te sientes cómodo durante el viaje estoy seguro que puedes continuar el viaje hasta que tú digas "alto".

En mi caso decidí hacer "alto" cuando llegue a 137 libras (62.14 kg.). Ya estaba empezando a verme demasiado flaco, si bajara un poco más estaría viéndome anoréxico. Ahora estoy tratando de mantener un peso que oscila entre 140 y 144 libras (63.5 a 65.5 kg.). Debido a mi altura 5'9" (1.75 mts.) en este momento estoy unas cuantas libras por debajo del rango inferior de la osamenta pequeña. Pero me gusta la forma en que mi cuerpo se ve y se siente y lo mas maravilloso estoy por el momento 100% libre de diabetes.

El Tablero

Este programa es realmente como un juego que involucra tu participación física todos los días. Tu objetivo es el de verificar los resultados en el tablero, en este caso la báscula de baño - cada mañana. Es muy fácil saber cómo te fue. Ganas, pierdes o empatas, perdiste un poco de peso, has ganado un poco de peso o es el mismo.

Consumiendo 50 carbohidratos o menos al dia, si te pasas más allá del peso que registraste el día anterior pierdes, si te quedas en el mismo peso empatas, si logras bajar ganas el juego del día. La recompensa es bajar de peso más rápido. Es como si tuvieras el pie en el pedal de la gasolina para llegar a su destino más rápido.

Tu día está minado con trampas de comidas tentadoras, por lo que tu fuerza de voluntad está constantemente a prueba.

Celebra Cada Victoria

No puedo evitar sentirme victorioso cada vez que "gano". Es un gran momento cuando la báscula del baño está mostrando la puntuación a mi favor. Es como marcar un gol o hacer un touchdown. Saborea el momento, celébralo, tómale una fotografía a la báscula, es inspirador y saca de esto la fuerza que necesitas para que el siguiente reto.

Como Manejar los Golpes

Cuando mi peso va hacia arriba en lugar de hacia abajo, no me preocupo mucho por el momento. Un mal día es manejable. Para recuperarme, lo primero que hago es analizar los datos del día(s) anterior y busco los alimentos que están causando el alza. Planeo una estrategia para remediar el problema, la ejecuto de inmediato y miro los resultados al día siguiente. Puedo seguir manipulando la estrategia unos días mas hasta llegar al peso que deseo obtener. Me parece que es un reto entretenido!

Capitulo 18
Lanzate!

Hay miles de dietas en el mercado. Muchas de ellas trabajan bien, aunque algunos de esos programas pueden resultar muy costosos y difíciles de mantener. Otros requieren que compres productos a vendedores; otros son muy extremos. Al final de la jornada el verdadero desafío para todo el mundo es mantener el peso durante un largo período de tiempo o para toda la vida.

Desde mi propia experiencia, la pérdida de peso es sólo temporal; normalmente ponemos todo el trabajo en llevar el peso de la meta que nos propusimos. A continuación, viene la etapa siguiente, tal vez la más difícil y es mantener el peso abajo.

Este es el mayor desafío que enfrentan todas las dietas incluso esta dieta y es donde la mayoría de ellas fallan. Me parece que durante este ciclo mi cuerpo me pide más combustible para seguir adelante y oh chico!! Que si me lo deja saber.

La mayoría de mi peso desapareció en los primeros tres meses y he pasado los últimos seis meses manteniendo mi peso que se ha estabilizado por ahora en alrededor de 140 libras (63.5 kg.).

No ha sido una tarea fácil. El hambre lucha a muerte contra mi fuerza de voluntad y trata desesperadamente de llegar a mí.

He sido capaz de mantener mi peso por seis meses sin sufrir el castigo de el hambre severa. De lo contrario, esto se hubiera convertido en un desastre.

He tenido unos días donde he experimentado hambre constante durante todo el día. Gracias principalmente a la comida que preparo por adelantado y tengo almacenada en mi despensa o refrigerador y está cerca de mí en todo momento.

Hasta ahora he sido capaz de mantenerme en el bando de los ganadores en la lucha contra el hambre aguda. Estoy bastante seguro de que sin mi comida, mi voluntad ya se hubiera rendido al hambre hace mucho tiempo.

Este periodo en el programa me ha traído algunas observaciones interesantes.

Para mantener mi cuerpo en la zona 140 libras (63.5 kg.) le tengo que dar mi cuerpo la cantidad de alimento que un cuerpo de 140 libras requiere. Para mí esto significa comer casi la mismo que comía durante la dieta. Le estoy agregando un poco más frutas y verduras a mis comidas, pero sólo un poco.

Las pocas veces que me he comido una porción de carbohidratos - cosas como pan común, un trozo de pastel, dulces, pollo empanizado, patatas al horno, y algunas frutas y verduras con mi comida, mi peso sube entre 2 a 3 libras por semana.

La báscula del baño me avisa cuando ando fuera del programa, al día siguiente regreso de nuevo al programa de los 50 carbohidratos y sigo hasta lograr llegar mi peso objetivo en unos pocos días.

Creo que está bien desviarse de ves en cuando pero sólo durante un breve período. En caso contrario, hay que pagar las consecuencias.

¿Qué es lo que hace que esta dieta sea diferente a las demás, este programa se enfoca en proveer comidas de buen sabor, diseñado y preparado en virtud de los límites de los 50 carbohidratos, utilizando productos fácilmente disponibles en cualquier mercado. Funciona en la fase de pérdida de peso y funciona para mantener estable la pérdida de peso.

Las características de esta dieta me dejaron construir el programa ideal para soportar de una manera más amable, lo que en el pasado había sido un viaje horrible. Aun toma dedicación y trabajo, pero vas a lucir fantástico y esbelto por un tiempo largo. Créeme, vale la pena!!!

Si decides probar el programa 50 carbohidratos, se paciente. No te desanimes si no consigues resultados de inmediato. Tu cuerpo necesita unos días para adaptarse a una nueva forma de comer y a familiarizarse con ellos y entender el nuevo proceso.

Es importante apartar suficiente tiempo en tu agenda por lo menos una vez a la semana, con el fin de preparar tu comida. ¿Cuántas municiones vas a necesitar para la batalla contra el hambre? Eso va a depender de ti.

No te asustes si después de un par de semanas en el programa, por unos pocos días, tu cuerpo emite un olor peculiar. Esto se conoce como Ketosis y es el resultado de tu cuerpo quemando grasa. Es bastante común en muchas dietas bajas en hidratos de carbono. Es una indicación de que la maquina en tu cuerpo que quema los carbohidratos está funcionando. Un signo positivo a llegar en la dieta de los 50 carbs.

Utiliza la Aplicación. Recuerda que tienes acceso a ella 24 horas/7 días a la semana a la información de carbohidratos, calorías y peso. Revísala con la frecuencia que sea necesaria para que tengas una perspectiva real sobre lo que está pasando. Utiliza esa información para planear tu día de acuerdo a las circunstancias.

En lo que a mí respecta, este programa de los 50 carbohidratos funciono de maravilla para mí. Me libero me dé más de 60 libras (27.22 Kg.), lo que hace que mi aspecto sea mucho más atractivo el día de hoy, pero lo más importante es que me libero de la terrible "Diabetes". También reparo otros factores importantes relacionados con la salud que andaban mal como son la hipertensión arterial y el colesterol alto. La opinión que varios médicos con los que he consultado me han dicho que con esta acción "le he añadido a mi vida por lo menos 10 años más". Envuélvamelo, me lo llevo.

Capitulo 19
Un Año Después

2015 ABRIL

Un año ha pasado desde que realize dos de los más increíbles logros de mi vida - poner en pausa mi diabetes y perder más de 60 libras (33 kilos) en sólo cuatro meses.

Yo creo que es importante pasar mi propia experiencia durante este año. Basado en mis experiencias con dietas anteriores, ya sabia que me esperaba el período más difícil, pero con 50 carbohidratos sin duda lo pude sobrevivir!. Este capítulo te dará una perspectiva realista de lo que se puede esperar y de como ejecutar correctamente este asombroso, sencillo y eficaz programa. Además, me gustaría compartir algunas de las estrategias para llevar a cabo este programa sin usar la aplicación en tu smartphone.

Puedo dar testimonio de que el periodo de la dieta es sólo un sacrificio temporal. Si estás muy motivado lo más probable es que vas a lograr el objetivo deseado. Para mi esta fue una experiencia positiva. Estaba plenamente motivado y mi fuerza de voluntad estaba a todo volumen. Viendo a mi peso descender 5 libras a la semana fue increíble e inspirador. Yo no quería parar, pero una vez que lo hice me di cuenta de que era necesario hacer algunos ajustes.

Hace un año estaba tan delgado que comencé a verme casi anaréxico. Me tomo un par de meses subir 5 libras de peso, y aquí es donde me he estacionado porque es donde me siento y luzco mejor. He decidido aferrarme a este peso el tiempo que mas me sea posible.

Para llegar a este punto tuve que pasar a través de la disciplina de registrar estrictamente todos mis alimentos en la app de mi smartphone por cuatro meses cada ves que me metia algo en la boca. Poco después me di cuenta de que ya me sabia de memoria el valor y el tamaño de las porciones de los pocos productos que utilizo cuando cocino. Sin excepción registre mas de 1000 veces todos los ingredientes que utilize para construir mis comidas - . También me pesaba en la báscula cada mañana, registraba el resultado y me hacia también el examen de glucosa.

Era fascinante para mí ser testigo de la dinámica que tomo este proceso. Llegue al tal grado que podia detectar y a veces hasta predecir las fluctuaciones de mi peso por más pequeñas que fueran. Esto resulto ser muy útil pues me mantenía informado con acceso inmediato a la información clave.

Aun sigo ejercitando el día de hoy el concepto de los 50 carbohidratos. Ya no lo hago con tanta disciplina como al principio. He desarrollado rutinas que me permiten seguir el plan de memoria. Ahora examino mi nivel de azúcar en la sangre una vez a la semana, mi peso cada dos y ya no registro mis alimentos en mi smartphone. En este punto, era innecesario seguir haciendo eso. La rutina diaria es prácticamente la misma. Me se de memoria el valor y el tamaño de las porciones de los pocos elementos de los que yo uso más cuando estoy cocinando. Contar 50 carbs al día no es una tarea difícil. Hasta el momento mis números aún siguen siendo óptimos.

Poco después de que este período de un año se inició, la motivación y la fuerza de voluntad que me mantenían firme me empezaron a abandonar, la fea cara del hambre apareció. La lucha para mantener mi peso nuevo se convirtió en un constante problema. Mi cuerpo aun sigue reclamando comida a lo largo de todo el día, como si estuviera tratando a toda costa de recuperar el peso que una vez tuvo. La "luna de miel" se termino. Siempre encontré este lapso de tiempo ser el mayor desafío de cualquier dieta.

Me siento muy afortunado de haber descubierto a través del método de los 50 carbos como mantener a mi cuerpo alimentado constantemente, me ayuda grandemente a aliviar el sufrimiento de sentirme hambriento sin poner en peligro el objetivo alcanzado. Hasta el momento, he logrado mantener mi peso bajo control con un mínimo de molestia.

La estrategia para alimentar mi cuerpo con 50 hidratos de carbono al día es simple. Me preparo para la batalla con mi propios platillos siempre deliciosos con carbohidratos controlados. Siempre tengo comida lista para complacer los ataque de hambre en cualquier momento. algunos están empacados en porciones individuales en mi refrigerador, listos para comer en casa o para llevarlo conmigo cuando tengo que salir fuera de mi dominio.

Si tengo antojo de algo dulce agarro una de mis famosas magdalenas de linaza, o me sirvo en una porción de helado low carb con bayas o fresas con crema chantilly, o tal vez antes de dormir un barra Atkins baja en carbohidratos . Hay un montón de opciones.

Si tengo antojo de algo salado tengo a la mano guacamole, humus, pan lavash, chicharrones, varios tipos de nueces, diferentes tipos de guisos de carne o sopas. Sigo descubriendo muchos más ingredientes que puedo agregar a mi rutina diaria.

Puedo encontrar en mi supermercado local una oferta creciente de productos bajos en carbohidratos, aunque son un poco caros. También hay algunas tiendas especializadas en productos low-carb cerca de mi casa y prácticamente casi todos los productos se pueden comprar en el Internet y ser entregados en tu domicilio.

Revision de la aplicación de Smartphone

En nuestro programa de pruebas, algunos de los participantes tuvieron éxito con el "programa 50 carbohidratos", pero otros no perdieron el peso que esperaban. Después de revisar todos los casos me di cuenta de que uno de los principales problemas era debido a la forma incorrecta de como utilizan la aplicación. Parece que no sabían manejar el programa correctamente, y se sintieron frustrados con el proceso. Yo recuerdo que me tomo unos días aprender a manejarla a toda su capacidad.

¿Por qué importa

Un Año Despiés

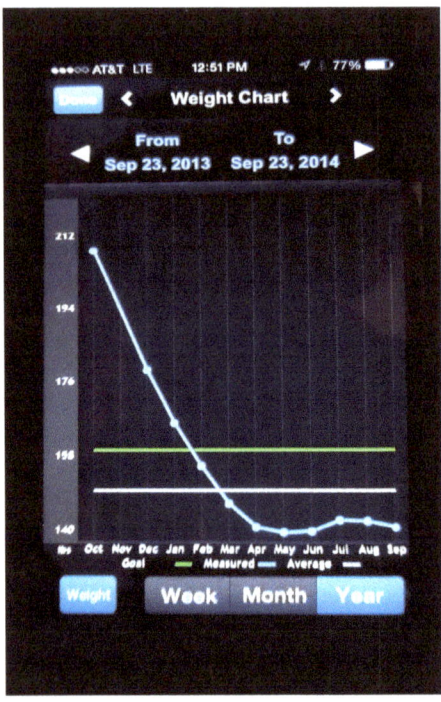

La aplicación se convirtió en la herramienta más importante para mí porque me dio una forma visual de ver mi progreso. Lo comparo a los medidores de tablero de un automóvil. Sin ellos no sé que tan rápido voy, cuánto combustible tengo o otra información importante.

Esta fotografía, tomada de la pantalla de mi teléfono, es la gráfica de mi viaje por un año a través de la función de "weight" (peso). Si la analizas en detalle puedes saber cuánto y cuando mi peso disminuyó, en la misma aplicación tengo registrado todo lo que comí cada comida durante el periodo completo de la dieta.

Para mí, este es el mejor testimonio de los resultados de mi viaje. Para obtener esta gráfica me pesaba cada mañana y registraba los resultados en la app.

Esta es la razón por lo que pongo tanto énfasis en el dominio del uso de la aplicación. No te puedo decir lo mucho que me ha ayudo. Me mantuvo informado durante todo el trayecto y me hizo tomar el control completo del proceso.

La aplicación que he usado para mi programa se llama "Diabetes App", lo encontré en el Apple Store para la plataforma iPhone. Hay muchas otras aplicaciones tan buenos como esta, así como también como hay muchas en la plataforma Android.

Recuerda, no tiene que ser diabético para usar esta aplicación. Sólo usa la función de los "carbohidratos" para mantener un recuento exacto de tu consumo diario los hidratos de carbono.

Esta aplicación cuenta con un banco de más de 200.000 productos alimenticios, una vez que la entiendes, vas a ver que es fácil agregar nuevos productos. Se puede introducir recetas propias y añadirla al banco de tu aplicación y registrarla con un solo clic cuando la usas en lugar de tener que registrar todos los ingredientes cada vez que preparas esta receta.

Al principio me parecía abrumador cuando tenia que seleccionar ingredientes como pollo, jamón o otros tipos de carne. Aquí encontré cientos de opciones (fritos, rebozados, al horno, estofado, pierna, muslo, crudo, con piel, sin piel, porciones, etc.). El mismo problema aparece en otros productos como frutas y verduras. Recuerda que una vez que encuentras el producto correcto lo puedes añadir al menú de tus "favoritos" en la aplicación. Después lo puedes encontrar rápidamente y con un solo clic registrarlo a la lista de carbohidratos que consumes diariamente. Al principio se me hacia difícil acertar al primer intento registrar algunos producto que consumía con exactitud hasta que me familiarice con el proceso. Este es el lugar donde vi que la mayoría de los primeros participantes se confundían y terminaban frustrados.

Hay otras características de las funciones que ofrecen esta app que se han convertido en una gran ayuda para el programa 50 carbohidratos, como la función del peso para mantener el seguimiento de tu peso.

Para un rápido repaso, por favor, revisa la información en el capítulo 8 para explorar las distintas funciones de la aplicación.

Capítulo 20
Sin aplicación?

Ejecutar 50 carbohidratos sin la aplicación

He escuchado diferentes razones el porque una aplicación que ayuda a darle seguimiento y medir el avance diario a el plan de los 50 Carbos puede ser difícil para alguno ejecutar.

Entiendo los desafíos y no quiero que nadie se desanime o abandonen el plan antes de ver los beneficios. El uso de la aplicación es la mejor manera de lograr los mejores resultados, pero no hay razón alguna para que un enfoque modificado de este plan no te acerque más a mejorar tus objetivos en materia de salud.

Todos somos diferentes, vivimos vidas diferentes, tenemos diferentes trabajos, familias, responsabilidades y objetivos. Se requiere de tiempo y disciplina para dominar plenamente las diferentes partes esta aplicación. De los dos, el tiempo puede ser el mayor obstáculo. Todavía puedes tener éxito con 50 Carbos. así en cuanto te vayas sintiendo cómodo con el plan alimenticio que tu mismo descubrirás, así como yo descubrí el mío, te pasare algunos trucos y rutinas que le sacaran el mayor partido a el poco tiempo que tienes.

Para aquellos que puedan encontrar el uso de la app difícil de entender, o no tienen tiempo para lidiar con ella, el siguiente método de como ejecutar el concepto de los 50 carbohidratos podría funcionar para ellos.

Ninguna aplicación? No hay excusas!

Ahora me doy cuenta de que realmente, yo sólo uso unos pocos productos para preparar todas mis comidas diarias - productos como huevos, lavash, algunas verduras y frutas, mi propios biscochos de linaza, carne de res, pollo y pescado. Es fácil recordar el valor en carbohidratos de estos ingredientes, y hace que que el manejo de 50 carbohidratos al día sea muy simple.

El objetivo final es presupuestar 50 Carbohidratos al día. Si te preparas bien, debería funcionar de la misma forma en que funciona usando la aplicación.

Yo creo que si sigues correctamente mi consejo te vas a ahorrar mucho tiempo y frustración. Sólo tienes que ser creativo con la negociación diaria de tu ración de carbohidratos. Antes de que te des cuenta, vas a estar preparando deliciosas comidas bajas en carbohidratos para ti y vas a ver fabuloso mientras que navegas sin problemas por el mundo de los 50 carbohidratos sin tener que pasar por la etapa del sufrimiento que es el periodo de mantenimiento, A mí me funcionó y debe funcionar para ti!

Si decides intentar el plan de los 50 carbos sin usar la aplicación, para llevar a cabo el programa asegúrate de que estás preparado para seguir estos pasos.

En primer lugar, consulte la tabla que aparece en el capítulo 16 para encontrar cuánto peso necesitas bajar a cumplir tu primer desafío.

En segundo lugar, llena tu despensa y refrigerador con tus productos favoritos, yo por ejemplo favorezco productos bajos en carbohidratos como pan, tortillas, pastas, dulces, helados, algunas verduras, algunas frutas, queso, todo tipo de carnes, embutidos y aperitivos.

Bloques de construcción

Yo preparo mis comidas todos los días combinando los productos que tengo en mi despensa y en mi refrigerador . hagamos un rápido inventario de los productos que tengo en mi cocina.

Sin Aplicacion?

MI DESPENSA

Especias
tomillo - sal - pimienta - pimienta - orégano - romero - sal de ajo - cebollas secas

Los aromas y edulcorantes
Canela en polvo - cacao en polvo sin azúcar, jarabe de coco sin azúcar,
Splenda - jarabe de vainilla

Aceites/cocción
Aceite de Canola, aceite de oliva, Harina de linaza, harina polvo de hornear

Bases/salsas
Caldo de Pollo, de ternera, salsa de tomate, salsa de soja, vino tinto

Productos envasados
Las conservas de atún, frijoles enlatados, mole poblano , salsa verde, salsa roja

Bebidas y aperitivos
Café, gaseosas dietéticas - tuercas - bolsas de chicharrones - Barras de energia Atkins

Mi Refrigerador

Carne y pescado
Muslos de Pollo - pechuga de pollo - carnes - carne molida, pollo a la parrilla, Caldo de carne - tilapia - salmón - Chuletas de Puerco, tocino, jamón - Pavo

Verduras
Cebolla - ajo - aguacate - pimientos verdes - pimientos rojos - porros - espinacas, lechuga, chiles serranos , zanahorias, calabazas, chayotes , brócoli , judías verdes, champiñones, Jitomates.

Frutas
Melón - arándanos - Fresas

Bebidas
Gaseosas dietéticas - agua embotellada gaseosa

Queso/lácteos
Queso Monterrey - queso feta - queso cheddar - crema batida - huevos

Aperitivos y botanas
Gelatina sin azúcar, Helados y paletas bajos en carbohidratos - helados - mantequilla de maní, hummus, ensaladas

Pan
Lavash : Pan Sangak (1 porción = 2 carbohidratos netos, delicioso!)

Hablemos un poco más de pan. El pan ordinario más bajo en carbohidratos que encontré fue en el tipo pan multigrain, la rebanada comienza a alrededor de 15 carbohidratos netos. Algunos otros panes podría ir tan alto como 50 carbohidratos netos por rebanada. En lugar de pan ordinario yo uso Sangak un tipo de pan de origen del oriente medio con sólo 2 carbohidratos netos por porción.

En referente a tortillas bajas en carbo hidratos la mejor opción que encontré para mí es el lavash de trigo con 3 carbohidratos por porción. Hay muchos otros tipos de lavash que son fáciles de encontrar en muchos mercados, aunque las porciones alrededor de 8 gramos es mejor que una rebanada de pan o tortilla normal, y es estupendo para envolver carnes o guisados para tacos y sirve muy bien para "cucharear" suave las salsas en mis comidas.

Variedad

Me gusta lo que me gusta, y te gusta lo que le gusta. Hay muchos productos diferentes de tu preferencia que son esenciales para ti para preparar tus comidas que no están en esta lista. Alimentos básicos, como los cereales, la leche y los distintos tipos de botanas que vas a tener que investigar y entender como incluirlos en tus comidas. Recuerda que los enemigos principales para tener éxito son hambre, comida aburrida e insípida. Crea tu menu con esto en mente!

Tu puedes obtener una gran cantidad de información sobre los carbohidratos y su contenido nutricional de muchas fuentes, y no te olvides de revisar las etiquetas de alimentos envasados con los que vas a llenar tu despensa.

Este es un buen lugar para buscar información sobre la lectura y la comprensión de las etiquetas.

Inglés:
http://www.fda.gov/food/ingredientspackaginglabeling/labelingnutrition/ucm267499.htm

Español:
http://www.fda.gov/Food/IngredientsPackagingLabeling/LabelingNutrition/ucm268173.htm

Reglas de dedo pulgar - Escucha atentamente!

Evite los productos derivados de la harina como los panes, tortillas, tartas, pastas, postres. Yo uso sustituciones, y algunos son geniales!

Evito la mayoría de los productos que no son "sugarless" sin azúcar, como bebidas gaseosas, dulces y bocadillos preparados. Busca productos bajos en carbohidratos (información sobre los carbohidratos y el tamaño de las porciones están en los paquetes) o endulzados con Splenda o similar edulcorantes.

Evita comer algunas de las verduras y frutas que son altos en carbohidratos como los plátanos, maíz, piña, papas, algunos zumos, frijoles y arroz. Sólo puedo usar una parte muy limitada (2 cucharadas) cuando tengo mucho antojo.

50 Carbohidtatos

Afortunadamente para mí todas las carnes son prácticamente libre de carbohidratos y la mayoría de las especias yo uso para inyectar toneladas de sabor al cocinar son también libres de carbohidratos.

Me aseguro de tener siempre una buena cantidad de alimentos bajos en carbohidratos en mi despensa y en mi nevera. Esto es muy importante. Créeme, sin ellos, es como ir a la guerra sin un arma; de seguro moriria en pocos días.

Es recomendable no ir a más de 1500 calorías al día, pero llevar otra cuenta un podría complicar el asunto. solo usa tu sentido común, por ahora vamos a concentrarnos solamente en los carbohidratos.

Enlaces útiles

Aquí hay algunas excelentes fuentes de información que puede ayudarte a buscar los carbohidratos que puede ser especialmente útiles si no tienes acceso fácil a una báscula o una aplicación.

Usa tu mano para calcular una porción !

http://education.wichita.edu/caduceus/examples/servings/visual_estimates.htm

http://aka.weightwatchers.com/images/1033/dynamic/GCMSImages/PortionEstimator_Printable_013012.pdf

Capitulo 20
Funcion de Mantenimiento

Vamos a ser creativos!

Ahora estamos en la etapa de mantenimiento, en la que las cosas que aprendi en último año se han vuelto coherentes y mi dependencia de la aplicación en mi smartphone ya no es tan importante. He aquí un vistazo a mi rutina actual, con algunos ejemplos de cómo negociar mi consumo diario de alimentos.

En un día normal puedo poner juntos el después de las comidas, utilizando el material de mi despensa y nevera.

Mi desayuno

3 Huevos revueltos con dos cucharadas de frijoles pintos
4 Carbohidratos netos
Tocino 3 rebanadas
0 Carbohidratos netos
Una porción de pan o lavash sangak
2 Carbohidratos netos
2 Cucharada salsa verde
2 Carbohidratos netos
2 Tazas de café con Splenda
0 Carbohidratos netos
Mitad de mi muffin de linaza
5 Carbohidratos netos

Total   **13 Carbohidratos netos**

Como puedes ver, este es un gran desayuno. Esta comida satisface mi apetito por unas horas antes de que me de hambre otra vez.

Botanas de Medio día y media tarde

La mayoría de las veces me preparo un par de los taquitos usando lavash como tortilla. las relleno con casi cualquier cosa, como lo que sobra del desayuno, almuerzo o cena. Otras veces me como unos chicharrones (cortezas de cerdo) con guacamole o un poco de helado o a la mitad de uno de mis muffins y café. En realidad, depende de lo que está disponible en este momento.

El valor estimado en carbohidratos de esta comida es aproximadamente de 5 carbohidratos netos

El almuerzo y la Cena

Normalmente yo ingiero una porción de pollo o de picadillo de carne de res molida o lasaña (utilizando finas rodajas calabacitas en lugar de pasta) que he preparado con antelación. O me preparo un tazón de sopa de pollo, una carne a la pimienta, una pieza de pollo a la parrilla, carnes, pescado, cerdo, cordero con una guarnición de verduras o una ensalada y, obviamente, más pan lavash o sangak y de postre un poco de fruta o unas fresas con crema batida, café, tal vez la mitad de una de mis magdalenas y a veces una copa de merlot.

Estimo que el carb valor aproximado de esta comida es de 15 carbohidratos netos

Antes de ir a la cama

A veces me como un panecillo (cuando puedo controlarme), o un helado, o algunos chicharrones. Hay muchas más opciones, termino mi día consumiendo alrededor de 50 los hidratos de carbono.

Me voy a dormir con mi estómago sentiendose lleno, ya que el suministro de alimentos durante todo el día fue decente. Y no me expuse a la miseria de sólo tener que comer un porción pequeña de comida insípida. Esto fue una gran diferencia.

Lo primero que hago al día siguiente es pesarme en mi báscula. Podia sentir una sensación de intenso suspenso esperando por los resultados que aparecían en la pantalla.

A veces no había movimiento en la báscula por un par de días, y me preocupaba. Y al día siguiente la báscula registraba una caída de 3 o 4 libras. Extraño! pero estos momentos eran de los más agradables que he tenido. Me sentía tan orgulloso de mí mismo.

No hay nada como la sensación de cruzar la línea, de llegar a un objetivo inalcanzable, impulsado por tu disciplina y tu voluntad. Que se premia con tantas cosas positivas, como la extensión de tu vida por unos cuantos años, luciendo fantástico, Poniéndole pausa a enfermedades mortales como diabetes, hipertensión y colesterol alto… es un buen premio, ¿no crees? Este éxito es algo que se puede apreciar aún más si pasas de los 60 años.

El Internet es tu amigo!

Sólo por curiosidad he explorado recientemente un par de sitios de las redes sociales como, Pinterest y Tumblr. Me ha sorprendido encontrar cientos de increíbles recetas bajas en carbohidratos. Uno que llamó la atención fue una que utiliza coliflor en lugar de patatas para el puré de patatas. Eso suena como algo que puedo trabajar y usarlo como guarnición para un plato de carne. Sé que entre mas busque mas voy a encontrar. Uso algunas de estas recetas como fundación y las condimento como a mi me gusta. Tu puedes hacer lo mismo! Por supuesto, nos podemos perder en la red, la perdida de tiempo precioso lo que no todos tienen lo suficiente. Planea con sabiduría y usa tu presupuesto con inteligencia.

Usa el tiempo sabiamente

Muchos de nosotros tenemos familias que cuidar, y todos tenemos que comer. Esto significa que debemos hacer una de tres cosas: cocinar en casa, comer fuera o ordenar entrega a domicilio. Para mí, cocinar es lo más lógico porque puedo controlar lo que sucede. Puedo controlar lo que entra en la comida, el sabor, y como se ve, y el costo. Por supuesto que hay momentos en que tengo que comer fuera, en reuniones de negocios, reuniones familiares, incluso una noche tranquila fuera de casa con mi esposa. Cuando estoy en mi dominio, yo cocino.

Cuando por primera vez empece a desarrollar 50 carbs, pasé incontables horas investigando diferentes sitios para recopilar tanta información como fuera posible. Pasé otro bloque de tiempo trabajando en mi cocina mejorando mis habilidades culinarias, encontrar a través de la prueba y error la mejor forma de preparar mi comida para que fueran las dos deliciosas y saludables.

Así como me iba sintiendo cómodo con el plan, Aparte unas horas a la semana para preparar varias comidas que iba a consumir durante la semana. Para mí, este es el enfoque más sensato, no tengo que preocuparme sobre el tiempo y los ingredientes que uso para preparar una comida completa cada día. Con una gran variedad de opciones ya cocinadas, Solo me enfoco en añadirle los toques finales, vegetales frescos o una fruta, una rebanada de lavash o Sangak, un fresco y agradable vaso de te helado con Splenda y un postre para terminar mi comida.

No sólo ahorrao tiempo y esfuerzo, pero me gusta mucho la experiencia de la cocina. Aprendiendo y explorando los diferentes sabores y técnicas me relajan y me hacen feliz, y créeme ¿la casa huele a felicidad!

Sumando!

- Utiliza el tiempo que tienes para hacer las cosas que te gustan.

- Prepara las comidas con anticipación, lo suficiente para que se extiendan durante la semana.

- Hazlo interesante, no tengas miedo de probar nuevos sabores.

- Porciones listas para comer hace que las comidas sean una brisa. Sólo tienes que añadir lo fresco.

Funcion de Mantenimiento

- Mantén tu cocina equipada con lo básico, y estarás listo para cocinar cuando quieras cocinar.. No hay excusas!

Capitulo 22
De Un Amigo

Fher Olvera, líder de Maná Súper Estrellas Mexicanas, filántropo y activista:

"José Quintana - mi amigo de hace mucho tiempo a quien yo le llamo "Pepe", él ha sido un factor clave para el éxito de Maná. Hemos trabajado juntos en muchos proyectos, creando y grabando algo de buena música en nuestros 30 años de amistad.

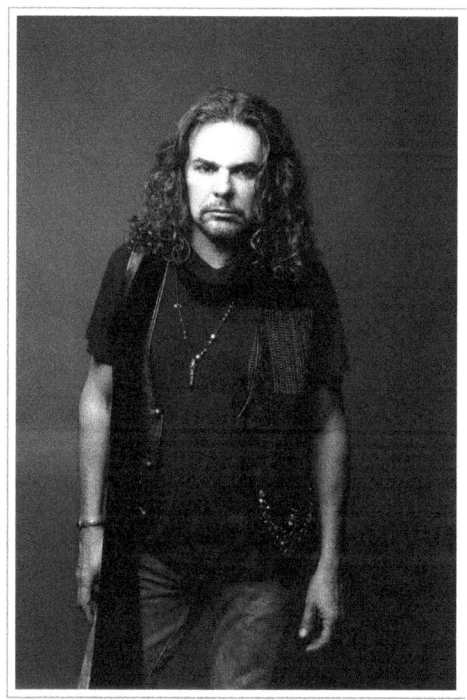

A Pepe siempre le encantó la comida. Recuerdo que casi siempre traía puesto un traje de "gordito". En el transcurso de los años, ese traje creció más grande, y si bien es cierto que intento diferentes dietas nunca se quedó con ninguna.

Yo no lo había visto en un tiempo, y cuando nos reunimos en enero de 2014, me sorprendió, felizmente sorprendido. Ya no traía puesto mas el traje de "gordito" - mi amigo estaba ahora portando un traje nuevo de flaco. Él tiene ahora un aspecto fantástico, feliz y saludable. Ver su transformación y escuchar su historia es inspirador y me mostró que existen maneras de hacer cambios positivos en nuestra vida. Sé que hay muchas personas, amigos, familiares y aficionados por igual, que pueden encontrar ayuda, orientación e inspiración con la historia de Pepe. Con el aumento de la obesidad y la diabetes una de las preocupaciones de la salud mundial, el plan de los 50 carbohidratos que transformó mi amigo debe encontrar un lugar en cada casa, en todo el mundo.

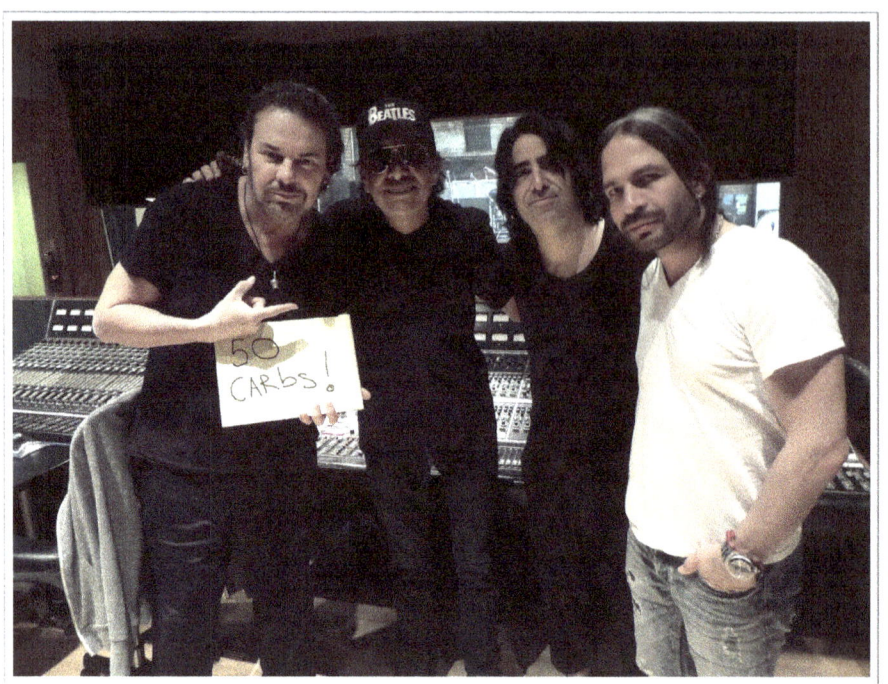

Maná - súper estrellas internacionales de la ciudad de Guadalajara México, han vendido más de 60 millones de álbumes mundialmente. Mana y su dinámico fundador y cantante Fher Olvera aparecieron como artistas invitados en el álbum "Sobrenatural" de Carlos Santana. Durante unos de los eventos de inauguración presidencial, Maná fue descrito como "los Rolling Stones de América Latina" por el Presidente Obama.

Capitulo 23
De Mi Medico

Michael D. Marsh, M. D.

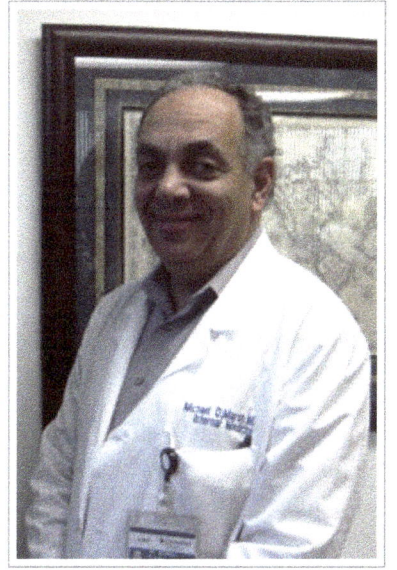

Como médico, me reúno diariamente con una gama de pacientes, para tratar una amplia variedad de problemas relacionados con la salud. Tenemos la suerte de vivir en tiempos interesantes donde los avances de la ciencia y la tecnología nos ayudan a vivir mejor, una vida más saludable y feliz. Aunque se descubren nuevas formas de tratar las enfermedades, lo mejor que podemos hacer por nosotros mismos es la de evitar aquellas cosas que nos llevan a la enfermedad.

José Quintana ha tomado este sencillo y viejo consejo de todo corazón. Yo lo he estado tratando desde hace algún tiempo, ayudándolo a lidiar con su diabetes y los factores que están deteriorando su salud y que corre el riesgo de posibles graves problemas en la vejes.

Imaginen mi sorpresa cuando llegó a mi oficina para un examen físico anual, la revisión de sus medicamentos y planes de tratamiento. La persona que yo vi y no reconocí al principio, el que estaba allí era un hombre completamente diferente del que salió de mi oficina algunos meses atrás. La transformación física fue dramática. Estaba viendo a una persona delgada, feliz, en donde un hombre con sobrepeso habitaba.

Durante mi examen, José compartió su historia acerca de cómo, confrontando lo que él sabía que era una imagen en descenso, se hizo cargo de su salud y forjo un plan que combina un giro creativo de comidas que son deliciosas, fáciles de preparar y que nutren - lo que José llama "50 carbohidratos". Con un enfoque principal en la ingestión diaria de carbohidratos, José convirtió lo que para muchos, incluyéndolo a él, una desagradable "DIETA" en un sano y delicioso viaje hacia una mejor salud.

La verdadera alegría llegó con los resultados de sus pruebas de sangre. Las cifras claves - azúcar en la sangre, el colesterol… pasó de inquietantes a wow! Fue del perfil clásico de un diabético a una persona sana que tenía un asombroso control sobre su propia salud.

Hemos cambiado de un régimen de medicamentos para su diabetes a una dieta natural y enfoque de ejercicio para mantener la salud.

El planteamiento de los "50 Carbs" tiene sentido común y va tras los principales obstáculos que son el hambre y las comidas aburridas, que causan que muchos bien intencionados regímenes dietéticos fallen. Este acertado, enfoque dirigido a la salud y a la dieta puede ser un gran plan de juego para todo aquel que esta luchando por hacerse cargo de su propia salud. Estoy tan satisfecho de ver el cambio en José y lo estaría igualmente de ver estos cambios en cada persona que sufre los tristes efectos de una dieta pobre.

Capitulo 24
José

50 Carbs

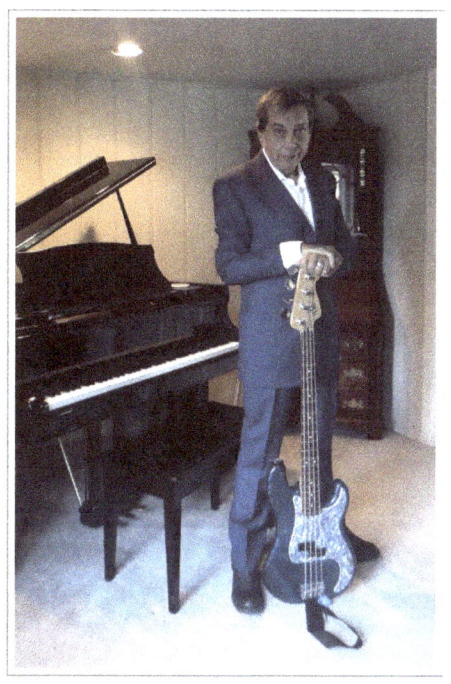

Al igual que en el caso de millones de personas de todo el mundo, José Quintana se encontraba con la triste perspectiva del deterioro de su salud y pobre calidad de vida por los efectos causados por la obesidad y la diabetes. 50 Carbohidratos narra la historia del viaje de José desde sus primeros días como niño, a través de sus aventuras como músico en México, su trayectoria global en el negocio de la música. Cada uno de los capítulos de su vida alimento su creciente amor por la cocina y la expansión de su cintura que fue creciendo cada vez mas grande.

Por último, José tuvo suficiente. Él supo que él tenía que asumir un papel más activo en su salud. Él se tomó el tiempo para investigar sobre varios enfoques de las dietas y creo el plan de los 50 carbohidratos - una combinación de herramientas, estrategias y recetas que lo apoyaron durante el cambio de la obesidad y la diabetes a un cuerpo esbelto, saludable y un estilo de vida libre de medicinas. 50 Carbohidratos proporciona un enfoque claro de bajo estrés con estrategias prácticas, herramientas y deliciosas recetas que pueden ayudar a otros a encontrar su camino a un cuerpo más sano.

50 Carbs - tiene sentido.

About the Authors

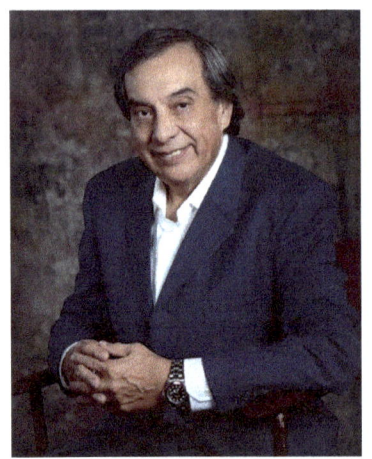

José Quintana ha disfrutado de una carrera excitante y con éxito como músico y como productor. Su pasión creatividad y enfoque han contribuido en el éxito mundial de algunos de los artistas mas iconicos en la Música Latina. Cuando el decidió tomar cargo de su salud, el aplico los mismos elementos en su segundo amor-cocinar.

La historia de Jose es excitante, humorística e inspiracional, y las lecciones que aprendió pueden ayudar a otros a encontrar el caminó hacia un estilo de vida mas saludable y satisfactorio.

Michael Calderwood paso su "Primer Acto" como músico y escritor, trabajando con multiple disciplinas que van desde bandas de rock hasta teatro en vivo. "Segundo Acto" también desarrollo igualmente otra carrera trabajando de cerca con grupo de Ingenieros, diseñadores, gente de mercadotecnia e innovadores de negocios que representaron un mezcla verdadera en el Arte y la Ciencia. "Acto Tres" regresa a casa, en donde su pasión por la creatividad y la colaboración continua creciendo buscando nuevos caminos para explorar

La mezcla de experiencias, culturas, lenguajes, habilidades y pasiones se unen en las paginas de 50 Carbs.

50 Carbohidratos

www.ingramcontent.com/pod-product-compliance
Lightning Source LLC
Chambersburg PA
CBHW040321300426
44112CB00020B/2827